DIE
INNERE SEKRETION

EINE EINFÜHRUNG
FÜR STUDIERENDE UND ÄRZTE

VON

DR. ARTHUR WEIL

EHEM. PRIVATDOZENT DER PHYSIOLOGIE AN DER UNIVERSITÄT
HALLE · ARZT AM INSTITUT FÜR SEXUALWISSENSCHAFT . BERLIN

DRITTE, VERBESSERTE AUFLAGE

MIT 45 TEXTABBILDUNGEN

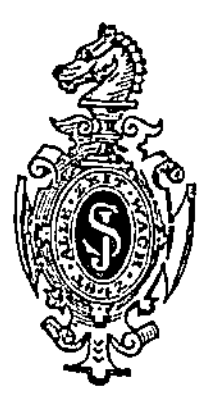

BERLIN
VERLAG VON JULIUS SPRINGER
1923

ISBN-13:978-3-642-90555-1   e-ISBN-13:978-3-642-92412-5
DOI: 10.1007/978-3-642-92412-5

Vorwort zur ersten Auflage.

Die bisherige Darstellung der Lehre von der Inneren Sekretion
ging entsprechend der Entwicklung dieses Forschungsgebietes stets
von der einzelnen Blutdrüse aus. Es wurden die Ausfallserscheinungen
nach ihrer operativen Entfernung beschrieben und deren Wiederaus-
gleich durch Implantation, Verfütterung ganzer Drüsen oder Injektion
von Extrakten; daneben schilderte man die Krankheitsbilder, die nach
ihrer angenommenen Hyper-, Hypo- oder Dysfunktion beobachtet wurden, und die von dem Durchschnitt abweichenden Lebensäußerungen
bei angeborenen Entwicklungsfehlern. Von den so gesammelten Tatsachen und den pharmakologischen Wirkungen bestimmter Drüsen-
präparate wurde dann indirekt auf die physiologische Funktion geschlossen und Hypothesen aufgestellt, die möglichst allen Befunden
gerecht werden sollten, und von denen man eine Aufklärung über
den Zusammenhang einzelner Lebensvorgänge erhoffte.

Es hielt bei dieser Art der Darstellung aber sehr schwer, sich
ein einheitliches Bild von der Bedeutung der Inneren Sekretion für
den Lebensablauf zu machen. Man war gezwungen, sich aus einzelnen Abschnitten oder aus größeren Monographien die einzelnen Tatsachen zusammenzusuchen, welche den Anteil der verschiedenen
Drüsen an bestimmten Funktionen, z. B. dem Kreislauf, der Atmung,
der Formbildung usw., erkennen ließen. — Der Anfänger läuft hierbei Gefahr, die Bedeutung einzelner Drüsen bei bestimmten Krankheitsbildern zu überschätzen; er wird bei der klinischen Diagnose
leicht geneigt sein, zu spezialisieren, und vergessen, den lebenden
Körper als Einheit zu betrachten, in der zwischen den einzelnen Zell-
verbänden ein inniger Zusammenhang besteht, so daß der Veränderung
einer Zellart die aller übrigen Zellarten folgt. — Ich versuchte daher
umgekehrt, von den einzelnen Funktionen auszugehen und den Anteil
der verschiedenen Inkrete an den Lebensäußerungen zu analysieren.

Die Absicht, das ganze Gebiet erschöpfend zu behandeln, lag mir
fern; mir schwebte bei der Abfassung dieses Buches eine kurze Übersicht über die Physiologie der Inneren Sekretion vor, eine Einführung
für Ärzte und Studierende, die sich damit vertraut machen wollten,
um in der Klinik und am Seziertische selbst kritisch die Bedeutung
der Veränderungen der Blutdrüsen für die einzelnen Krankheiten ab-
schätzen zu können. — Für ausführlichere Studien verweise ich auf

das umfassende Lehrbuch von Biedl, „Die Erkrankungen der Blutdrüsen" von Falta, die Monographien von Tandler und Groß, Aschner, Lipschütz, Harms über die männlichen und weiblichen Keimdrüsen und von Oswald über die Schilddrüse und schließlich auf das „Lehrbuch der Organotherapie" von Wagner von Jauregg und Bayer.

Auf Literaturangaben habe ich verzichtet, da, abgesehen von einer kaum mehr möglichen lückenlosen Wiedergabe bei den immer mehr anschwellenden Veröffentlichungen (Biedl führt in der dritten Auflage seines Buches 1916 schätzungsweise schon rund 11000 an), der Umfang dieser Arbeit dadurch verdreifacht worden wäre.

Halle, im November 1920.

Arthur Weil.

Vorwort zur zweiten Auflage.

Wenn es mir vergönnt war, nach kaum Jahresfrist bereits an die Neubearbeitung der zweiten Auflage zu gehen, nachdem eine spanische und russische Übersetzung sich unter der Presse befinden, so darf ich dies wohl als Beweis dafür ansehen, daß die von mir gewählte Art der Betrachtung innersekretorischer Vorgänge vom Standpunkte des Physiologen aus Zustimmung gefunden hat. Ich habe darum an dem Aufbau des Buches selbst nichts geändert, sondern mich mit einer Sichtung des Tatsachenmaterials begnügt, neuere Ergebnisse, soweit sie von mehreren Forschern bestätigt waren, aufgenommen und versucht, durch Ersatz und Hinzufügung neuer Abbildungen die theoretischen Darlegungen verständlicher zu machen.

An dieser Stelle möchte ich auch der Verlagsbuchhandlung Julius Springer für das mir bewiesene Entgegenkommen bei der Herstellung und Ausstattung des Buches meinen verbindlichsten Dank aussprechen.

Berlin, im Februar 1922.

Arthur Weil.

Vorwort zur dritten Auflage.

Der Skeptizismus, mit dem bisher ein großer Teil der Mediziner die Lehre von der „Inneren Sekretion" abgelehnt hat, scheint allmählich sich in das Gegenteil zu verwandeln, in das Bemühen, jede Veränderung des lebenden menschlichen Organismus auf Störungen des endokrinen Gleichgewichts zurückzuführen — eine Einseitigkeit, die eine Gefahr für jede neue Lehre bildet, und die es dem Gegner erleichtert, selbst die fest begründeten Grundpfeiler zu erschüttern. Demgegenüber habe ich bereits am Schlusse der 1. Auflage darauf hingewiesen, daß nur im Zusammenhange mit den anderen regulierenden Systemen des menschlichen Körpers, dem zentralen und vegetativen Nervensystem und unter Berücksichtigung der Einwirkungen der Umwelt es möglich ist, eine Physiologie der Inneren Sekretion zu schaffen, eine Erklärungsmöglichkeit für die unendlich mannigfaltigen, wechselnden Zustände des menschlichen Lebens. — Auch in dieser 3. Auflage habe ich mich bemüht, diesen Zusammenhängen weiter gerecht zu werden und durch Umarbeitung einzelner Abschnitte neuere Forschungsergebnisse zu berücksichtigen.

Den Herren Dr. G. Guijarro (Spanien), W. Lisloff (Rußland) und J. Gutman (Vereinigte Staaten) danke ich an dieser Stelle verbindlichst für ihr Bemühen, den Ideen dieses Buches durch Übersetzung in ihre Muttersprachen weitere Verbreitung zu verschaffen.

Berlin, im März 1923.

Arthur Weil.

Inhaltsverzeichnis.

I. Entstehen des Begriffes „Innere Sekretion" und seine Erklärung.

Die in den letzten Jahrzehnten immer mehr verbreitete Anerkennung der Lehre von der „Inneren Sekretion" war nur möglich auf dem Boden einer naturwissenschaftlichen Einstellung der modernen ·Medizin, der Anschauung, daß für die Lebensvorgänge dieselben Naturgesetze gelten, wie diejenigen, welche die Chemie, Physik und verwandte Wissenschaften in der unbelebten Umgebung erkannt haben. — Die beiden Wurzeln, aus denen diese Lehre entsproß, sind ihrem Wesen nach völlig entgegengesetzt: auf der einen Seite die sich mächtig entwickelnde Physiologische Chemie, die es sich zur Aufgabe gesetzt hatte, die Bausteine des Organismus zu analysieren und den Weg zu verfolgen, den die Nahrungsstoffe von der Aufnahme über die Zellen bis zur Ausscheidung gehen; daneben die Histologie, welche die Organe des menschlichen Körpers in immer feinere Strukturen zu zerlegen versuchte und dabei heute aus technischen Gründen vorläufig an einer Grenze angelangt ist. — Auf der anderen Seite ein dieser analysierenden Tätigkeit entgegengesetztes Streben, den menschlichen Körper als einen einheitlichen Organismus verstehen zu lernen, den Zusammenhang der Zellen und Organe zu ergründen, die Beziehungen zwischen Form und Funktion aufzuklären; Bemühungen, die heute in der modernen Lehre von der „Konstitution" oder der „Syzygiologie" (Zusammenhangslehre) zum Ausdruck gebracht sind.

In dem Vorwort zu seiner „Organischen Chemie in ihrer Anwendung auf Physiologie und Pathologie" 1842 weist Liebig darauf hin, daß bis zum Beginn des 19. Jahrhunderts diese analysierende Richtung ebenfalls die herrschende in der Physiologie gewesen sei; „die Erforschung der Zwecke und Funktionen der einzelnen Organe und ihres gegenseitigen Verbandes im Tierkörper, früher der Hauptgegenstand physiologischer Forschung, war dadurch in den Hintergrund getreten". Aber diese älteren Theorien, auf die er hinweist, haben nur eine äußerliche Ähnlichkeit mit dem modernen Streben nach einer einheitlichen Auffassung der Lebensvorgänge, das eingeleitet wurde durch die Wiedereinordnung der gänzlich isolierten Zelle in den Gesamtorganismus. Diese Lehren über den Zusammenhang der Organe, den „consensus partium", stützten sich auf die alten Anschauungen des Aristoteles über die „correlationes", auf die Schriften des Hippokrates, die von Galen (130—201) zur Grundlage seiner „Säftelehre" gemacht wurden. Er nahm an, daß das Blut, der Milzsaft, die Galle und der Schleim (das Phlegma) die vier Säfte seien, welche von den einzelnen Organen erzeugt würden, und deren falsche Mischung Dyskrasie, Krankheiten hervorrufe. Der Aderlaß war die praktische Folgerung dieser Theorien, da durch ihn ja die kranken Säfte aus dem Körper entfernt werden sollten. Durch Bordeu (1775) wurden diese Vorstellungen noch weiter spezialisiert, indem er annahm, daß jedes Organ eine spezifische Substanz an das Blut abgibt; also ein leiser Anklang an die Lehre von der Inneren Sekretion, die ja auch lehrt, daß die Stoffe bestimmter Drüsen an das Blut und die Lymphe abgegeben werden, und daß Über- und Unterfunktion, falsche Mischung dieser Stoffe Krankheitsursachen seien.

Mit den Fortschritten der histologischen Technik und der gründlichen Erforschung des Nervensystems entstand die Lehre von den „nervösen Korrelationen". Das Gehirn war jetzt der Beherrscher des Körpers geworden; die von den peripheren Nerven ihm zugeleiteten Reize unterrichteten es über den Zustand der einzelnen Organe und vermittelten die Verbindung mit der Außenwelt, so daß es jederzeit in der Lage war, durch hemmende oder fördernde Impulse auf dem Wege über die zentrifugalen Bahnen die Tätigkeit der einzelnen Teile aufeinander zu einem harmonischen Ganzen, dem Leben, einzustellen. Mit den Begriffen „Reiz" und „Reflex" führte man an Stelle der konkreten Vorstellungen über die Körpersäfte Anschauungen in die Medizin ein, durch die man Gefahr lief, sich in philosophischen Spekulationen von dem festen Boden naturwissenschaftlicher Erkenntnis zu entfernen. Man suchte dieser Gefahr zu begegnen, indem man sich vorstellte, daß die dauernden Veränderungen im Stoffwechsel der einzelnen Zellen erregend auf die Nervenendigungen wirken sollten, und indem man für die Fortleitung dieser Erregung elektrophysikalische Begriffe zu Hilfe nahm. Auf diesem Wege wurde auch wieder der Stoffwechsel bestimmter Ganglienzellenzentren im Gehirn beeinflußt, so daß diese zweite Veränderung wieder als Reiz zu peripheren Zellen geleitet werden konnte. — Daneben lernte man bald in den Ganglienzellenanhäufungen der Darmwand, des Herzens usw. andere selbständige nervöse Zentren kennen, welche die Automatie dieser Organe regelten, und die durch das autonome Nervensystem, ebenso wie die Drüsen des Körpers, wieder mit dem Rückenmark-Gehirn in Verbindung standen. Diese Anschauungen über die nervöse Regelung des Lebensablaufes beherrschten bis in die neueste Zeit die Physiologie; das Blut hatte nur noch die nebensächliche Aufgabe eines Rollfuhrmannes, der den einzelnen Zellen die Nahrungsstoffe zuführte und die Abfallprodukte ihres Stoffwechsels zu den Drüsen transportierte, welche sie nach außen ausschieden, wobei man aber übersah, daß doch das Blut hierbei wieder die einzelnen Organe miteinander verband, so daß die Möglichkeit der gegenseitigen Beeinflussung durch die ausgeschiedenen Verbindungen bestand. Auch paßte es schlecht in diesen Rahmen hinein, daß einzelne Drüsen, wie z. B. die Schilddrüse, gar keinen Ausführungsgang besaßen; man betrachtete sie einfach als wertlose Überbleibsel früherer Entwicklungsperioden. Ebenso beachtete man auch in dieser Zeit nicht die mannigfaltigen Erfahrungen der Klinik und des physiologischen Experiments, die einwandfrei darauf hinwiesen, daß diese übertriebene Betonung des überragenden Einflusses der nervösen Zentren nicht zu Recht bestand, daß viele Stoffwechselvorgänge autonom, ohne Zusammenhang mit dem Nervensystem verliefen, und daß umgekehrt das Gehirn ohne Vermittlung der Nervenbahnen auf dem Blut- und Lymphwege direkt durch die Produkte des Zellstoffwechsels erregt werden konnte. Zuerst fand Berthold schon 1849, daß trotz der Durchtrennung aller nervösen Verbindungen der männlichen Keimdrüsen der normale Geschlechtstrieb erhalten blieb, da es ihm gelang, jungen Hähnchen die Hoden zu entfernen und unter der Haut an einer anderen Körperstelle wieder zur Anheilung zu bringen, ohne daß der Hahnencharakter verändert wurde, während ihr Verlust den später zu beschreibenden Kastratentypus, den Kapaun, entstehen ließ. Die alten Vorstellungen, daß der Geschlechtstrieb und die sekundären Geschlechtsmerkmale dadurch bedingt seien, daß von den Zellen der Keimdrüsen auf dem Wege über die peripheren Nerven dauernd Reize dem Zentralorgan zugeleitet würden, und daß dieses männlich oder weiblich organisierte Gehirn wieder umgekehrt das Wachstum der Körperzellen in bestimmte Bahnen lenke, waren also hiermit widerlegt. Trotzdem wurden diese wichtigen Versuche Bertholds kaum beachtet und gerieten vollkommen in Vergessenheit, bis 40 Jahre später der Franzose Brown-Séquard in einem Bericht, den er der französischen Akademie der Wissenschaften vorlegte, die damals ungeheures Aufsehen erregende Mitteilung machte, daß es ihm gelungen sei, durch Injektionen von Hodenextrakten an sich selbst, er war damals 72 Jahre alt, eine vollständige Verjüngung zu erzielen: Zunahme der Muskelkraft, subjektives Gefühl der zunehmenden Arbeitslust, gesteigerte Magen-Darmtätigkeit, kurz eine ähnliche Regeneration, wie sie jüngst Steinach nach Unterbindung des Vas deferens bei alten Ratten und menschlichen Greisen beschrieb. — Seine Versuche, die wiederholt und bestätigt wurden, sprechen also wieder gegen den einseitigen, überragenden Einfluß, den man dem Nervensystem bei der Regelung des Lebensablaufes zuschrieb; hier wurde zum ersten Male gezeigt, daß chemische, noch unbekannte Verbindungen auf dem Wege über die Blutbahn direkt die Körperzellen oder bestimmte nervöse Zentren beeinflussen konnten, ohne daß Reize, die durch zentripetale Bahnen dem Gehirn zugeleitet wurden, nötig waren. — Diese Versuche waren eine praktische Bestätigung der älteren theoretischen Anschauungen Claude Bernards, der schon vor ihm gelehrt hatte, daß die Drüsen des Körpers außer den nach außen abgegebenen Säften auch nach innen an die Blutbahn bestimmte Verbindungen abgeben und dadurch wieder andere Organe beeinflussen konnten; er sprach von einer „Sécrétion interne" im Gegensatz zu einer „Sécrétion externe" und ist damit der geistige Schöpfer unseres modernen Ausdrucks „Innere Sekretion".

Über die Art dieser nach innen abgesonderten spezifischen Drüsenprodukte und über den Ort ihrer Bildung hatte man zunächst nur verschwommene Vorstellungen. Man begnügte sich zuerst damit, sie als gegeben hinzunehmen und ihre Wirkung zu studieren, wie sie Beobachtungen am Krankenbette, Ausfallserscheinungen nach operativer Entfernung oder Verpflanzung, Verfütterung von Drüsen oder Injektion von Extrakten usw. zur Genüge erkennen ließen. Man wurde durch solche Studien immer mehr in der Überzeugung bestärkt, daß es neben der „nervösen Korrelation" der Organe noch einen anderen Weg der gegenseitigen Beeinflussung geben müsse, auf dem unabhängig vom Nervensystem auf dem Wege über Blut- oder Lymphbahnen durch spezifische chemische Verbindungen sich die einzelnen Organe in ihrer Tätigkeit hemmen oder fördern konnten. Man nannte diese Substanzen, die gleichsam wie Boten von einer Zelle zur anderen eilten, nach einem Vorschlage von Bayliss und Starling „Hormone"; später führte Abderhalden dafür nach einer von Roux gegebenen Anregung den Namen „Inkrete" ein, im Gegensatz zu den nach außen abgegebenen Exkreten. Andere Wortbildungen wie der von Schäfer vorgeschlagene Begriff „autakoide Substanzen", unter denen er Hormone (anregende) und Chalone (hemmende) Verbindungen zusammengefaßt wissen wollte, konnten sich nicht einbürgern, da, wie wir später sehen werden, dasselbe Inkret sowohl hemmend wie fördernd auf bestimmte Funktionen wirken kann, je nach seinem Angriffspunkt.

Die geschichtliche Entwicklung, welche dieses Forschungsgebiet genommen hat, wird uns am besten verständlich werden, wenn wir von der ersten Definition Brown-Séquards selbst ausgehen: „Wir nehmen an, daß jedes einzelne Gewebe und, allgemeiner, jede einzelne Zelle des Organismus Produkte oder spezielle Fermente sezerniert, die ins Blut ergossen werden und durch Vermittlung des Blutes alle anderen Zellen beeinflussen können; auf diese Weise wird eine Solidarität zwischen allen Zellen des Organismus durch einen Mechanismus hergestellt, der neben dem Nervensystem besteht." Hier ist also der Inkretbegriff noch ganz allgemein gehalten; jedes Stoffwechselprodukt einer Zelle, das ins Blut gelangt, fällt darunter; auch die Endglieder, die später den Körper als Schlacken verlassen, z. B. Harnstoff und Kohlendioxyd, denn auf ihrem Wege zur Niere und zu den Lungen können sie noch andere Organe beeinflussen. So ist im Tierexperiment nachgewiesen, daß der erstere nach subkutaner Injektion den Eiweißabbau steigert, und das zweite erregend auf das Atemzentrum wirkt. Wenn wir in diesem Sinne an das Studium der Inneren Sekretion gehen wollten, würden wir bald den Boden unter den Füßen verlieren, da bei der großen Mannigfaltigkeit der ins Blut übergehenden Stoffwechselend- und Zwischenprodukte, bei den zahllosen verschiedenen Beziehungen zwischen den einzelnen Zellgruppen jede Übersicht unmöglich wird. Die Brown-Séquardsche Definition setzte auch bei jeder Körperzelle eine doppelte Tätigkeit voraus, neben ihrer spe-

zifischen Funktion auch noch die Erzeugung besonderer „Fermente",
die eben der „humoralen Korrelation" dienen sollten. Allmählich erkannte man aber, daß diese Aufgabe nicht allen Zellen zukomme,
sondern nur solchen, die in bestimmter Weise zu Drüsen gruppiert
waren, deren histologischer Aufbau — Gruppierung der sezernierenden
Epithelzellen um die zahlreichen Blutgefäße, Fehlen der Ausführungsgänge — schon auf ihre Tätigkeit hinwies. Man nannte sie dementsprechend endokrine oder Blutdrüsen; am reinsten ist dieser Typus
vertreten in den Epithelkörperchen, der Schilddrüse, der Zirbel, der
vorderen und mittleren Hypophyse. Daneben lernte man eine zweite
Gruppe von Drüsen kennen, die man zuerst als reine exkretorische
ansprach, das Pankreas und die Keimdrüsen, bis man später erkannte,
daß die innere Sekretion einer besonderen Zellgruppe, bei der
ersteren den Langerhansschen Inseln, bei den anderen wahrscheinlich den Zwischenzellen, zukomme. Bei einer dritten Art ist die Inkretion noch mit der Bildung morphologischer Elemente verbunden,
die an das Blut abgegeben werden; zu ihr gehört die Thymus, und
in jüngster Zeit wird auch die Milz ihr zugezählt. — Von dem epithelialen Aufbau weichen der Hinterlappen der Hypophyse und das
Mark der Nebenniere ab; trotzdem rechnet man sie zu den endokrinen
Drüsen, da sie deren zweites, chemisches Merkmal besitzen: Bildung
einer spezifischen Verbindung, die sonst keinem anderen Organ zukommt. Allen gemeinsam ist das ursprünglich für die Hormone ge-
forderte Merkmal: fern vom Ort ihrer Bildung auf andere Organe als
Reiz zu wirken. — Den genannten Drüsen fügt Gley noch die Leber
hinzu; ihrem histologischen Aufbau nach mit Recht, aber nicht nach
der Art der an das Blut abgegebenen Stoffe; denn Glukose ist weder
ein spezifisches Leberprodukt, noch wirkt es, wie wir jetzt von den
Inkreten annehmen, in kleinsten Mengen ohne nachweisbare Energie-
entwicklung; es dient als Nahrungsstoff, ebenso wie das Fett, so daß
auch der Panniculus adiposus als „nichtdrüsiges Organ, das jedoch
die Rolle einer endokrinen Drüse spielt", für unsere Auffassung nicht
in Betracht kommt. Ähnliches gilt für den Plexus chorioideus mit
seinem Absonderungsprodukt, dem Liquor cerebrospinalis, für dessen
Sekretion sicher auch noch das Ependym der Ventrikel und vielleicht
noch die Pia mater in Frage kommt, so daß er kein Inkret in unserem
Sinne ist. Entsprechend dieser allgemeineren Auffassung unterscheidet
Gley: Innere Sekrete, die als Nahrungsstoffe dienen; morphogenetische
Substanzen, Harmozone, welche beim Aufbau der Gewebe während
der ontogenetischen Entwicklung eine Rolle spielen; Hormone, welche
Organfunktionen anregen, und schließlich Parhormone, die andere
Stoffwechselprodukte durch Bindung unschädlich machen. Auch dieser
Einteilung können wir nicht folgen, da, wie wir später sehen werden,
die morphogenetische Wirkung der Inkrete der Keimdrüsenzellen eben
darin besteht, daß sie Organfunktionen anregen oder hemmen, durch
Änderung des Stoffwechsels die Zellteilung beeinflussen, so daß der
Unterschied zwischen Harmozonen und Hormonen nicht aufrecht er-

halten werden kann. — Den oben genannten Drüsen müssen wir dagegen noch die Schleimhautdrüsen des Duodenums und Jejunums hinzuzählen, da diese ein spezifisches, die Pankreasfunktion anregendes Hormon, das Sekretin, erzeugen.

Die Definition, die wir für unsere weiteren Ausführungen dem Begriff „Innere Sekretion" geben, ist also: Drüsen von bestimmtem histologischem Aufbau geben spezifische Verbindungen, welche eine für jedes Organ eigentümliche Struktur haben, an das Blut oder die Lymphe ab; diese Inkrete beeinflussen die Funktion anderer Körperzellen in kleinsten Mengen, ohne daß sie selbst als Material für den Zellaufbau dienen.

Stützen für die Annahme, daß die Struktur der einzelnen Hormone für jede Drüse spezifisch ist, sind die bis jetzt isolierten Inkrete: das Adrenalin der Nebenniere, die kristallinischen Hypophysenpräparate und in neuerer Zeit das wahrscheinlich als Hormon anzusprechende Thyroxin der Schilddrüse; offen bleibt dabei die Frage, ob jede Drüse nur eine Verbindung erzeugt oder mehrere. — Eine weitere Schwierigkeit ergibt sich, wenn wir die Frage beantworten sollen, ob diese Inkrete aus den zur Verfügung stehenden Nahrungsstoffen und Zwischenprodukten des Zellstoffwechsels von den Drüsen mit innerer Sekretion vollständig neu aufgebaut werden, oder ob sie schon in der Nahrung enthalten sein müssen und in den Drüsen nur aufgespeichert werden. — So skeptisch man vor der Synthese der Hippursäure aus Benzoesäure und Glykokoll durch Woehler über die synthetischen Fähigkeiten des tierischen Organismus dachte, so sehr war man in neuerer Zeit geneigt, hier in das Gegenteil zu verfallen, wenn auch darin durch die Untersuchungen über den Eiweißstoffwechsel in bezug auf die aromatischen Aminosäuren schon bestimmte Grenzen gesteckt waren. Erst die Kenntnisse über die lebenswichtigen Vitamine (Nutramine), Verbindungen, welche dem Körper mit der Nahrung zugeführt werden müssen, da er sie nicht selbst aufbauen kann, mahnten wieder zur Einschränkung dieser Überschätzung der synthetischen Fähigkeiten. Die Ähnlichkeit bestimmter Avitaminosen (Krankheiten, die beim Mangel an Vitaminen eintreten) mit Erkrankungen inkretorischer Drüsen, z. B. der Pellagra mit der Addisonschen Krankheit, ließ in neuerer Zeit viele Forscher daran denken, ob nicht die Vitamine Vorstufen einzelner Inkrete seien oder diese selbst, die von den Drüsen aufgespeichert würden; wir kommen später noch ausführlicher auf diese Fragen zurück.

Neben den heute im Vordergrund stehenden Anschauungen, daß die Blutdrüsen den Lebensablauf durch Bildung bestimmter, andere Organe beeinflussende Reizstoffe regeln, wird auch noch eine zweite Hypothese verfochten, die annimmt, daß sie die Aufgabe hätten, giftige Stoffwechselzwischenprodukte abzufangen und durch Umbau oder Kuppeln an andere Verbindungen unschädlich zu machen. Man hatte hierbei die Tätigkeit der Leber vor Augen, welche den Ammoniak, der bei der Desamidierung der Aminosäuren entsteht, durch Bindung als Harnstoff unschädlich macht, oder die verschiedensten Abbaustufen durch Anlagerung an Glykokoll, Harnstoff usw. in indifferente Verbindungen umwandelt. So glaubte man die Tätigkeit der Schilddrüse, in der Baumann schon 1895 einen jodhaltigen Eiweißkörper nachgewiesen hatte, bestehe darin, das im Körper kreisende Jod abzufangen und in eine unschädliche Verbindung überzuführen. Aber schon der Brown-Séquardsche Versuch zeigte, daß die Wirkung des Hodensaftes eine erregende sein müsse, und daß bei den geringen Mengen entgiftende Wirkungen nicht in Frage kommen konnten. Außerdem müßte auch nach der Kastration die Giftwirkung der nun nicht mehr gebundenen Stoffwechselendprodukte sich irgendwie äußern; wir wissen aber, daß diese Operation außer bestimmten Veränderungen des Stoffwechsels keine lebensbedrohenden Folgen hat. — Die Entgiftungstheorie fand hauptsächlich in der operativen Entfernung der Epithelkörperchen und der Nebennieren eine Stütze, da die Versuchstiere nach einiger Zeit zugrunde gehen. Nach Loewi und Gettwert soll das Serum nebennierenloser Meerschweinchen Froschherzen zum diastolischen Stillstande bringen, der durch Atropin wieder aufgehoben wird. Sie schlossen daraus, daß die giftige Substanz Cholin sein müsse. Wir werden später sehen, daß diese Base hauptsächlich in der Nebennierenrinde in Form von Lezithinen gebunden wird, während das Mark das blutdrucksteigernde Adrenalin erzeugt, dessen Ausfall starkes Sinken der Gefäßspannung hervorruft, so daß also hier in einer Blutdrüse zwei Funktionen vereinigt wären: eine entgiftende durch Aufspeicherung des Cholins, das wieder andere Stoffwechselendprodukte zu binden vermag, und eine echte inkretorische. Nach der Entfernung der Schilddrüsen konnten aber nie toxische Substanzen im Blute der operierten Tiere nachgewiesen werden (Bachmann und Asher), so daß wir also verallgemeinernd annehmen können, daß die Störung des normalen Lebensablaufes nach der Entfernung einer Blutdrüse durch den Ausfall ihrer Sekrete, nicht durch die Überschwemmung des Körpers mit giftigen Stoffwechselprodukten bedingt ist. — Diese Auffassung ist auch des Leitmotiv für die Anwendung der Lehre von der Inneren Sekretion in den verschiedensten Disziplinen der Medizin geworden: Die Erkrankungen der Schilddrüse (Basedow, Myxödem, Kretinismus usw.), der Hypophyse (Akromegalie, Dystrophia adiposo-genitalis), der Epithelkörperchen (Tetanie), der Keimdrüsen (Eunuchoidismus) werden heute durch veränderte Inkretion, sei es nun Hyper-, Hypo- oder Dysfunktion erklärt. — Dementsprechend ist auch die Therapie darauf aufgebaut, die fehlenden Inkrete zu ersetzen, sei es nun durch Einpflanzung gesunder Drüsen, Verabreichung ganzer Organe oder ihrer Extrakte und durch Injektion bestimmter Präparate oder durch operative Ausschaltung des erkrankten Drüsenabschnittes, wie z. B. bei der Basedowschen Krankheit.

Die praktische Anwendung der Lehre von der Inneren Sekretion ist um vieles älter als die Theorie selbst. Die Erkenntnis, daß die

Keimdrüsen von großem Einfluß auf Wachstum und Körperform sind, ist schon auf biblische Zeiten zurückzuführen, da schon damals ihre Entfernung ausgeführt wurde, um bei zur Mast bestimmten Tieren den Stoffwechsel einzuschränken und Fettansatz zu erzeugen. Später suchte man Krankheiten, die man als Ausfallserscheinungen oder Erkrankungen der Drüsen betrachtete, durch Verabreichung von Drüsen oder anderen Geweben gesunder Tiere wieder rückgängig zu machen und schuf damit die Anfänge der jetzigen „Organotherapie". Diese Art der Krankheitsbehandlung finden wir schon in der indischen Ayurveda des Susruta um 1400 v. Chr. erwähnt, können sie in ihren Uranfängen bis zu den religiösen Mählern grauer Vorzeiten zurückführen und in den reichen Schätzen der mittelalterlichen Apotheken an getrockneten menschlichen und tierischen Organen bis in das 19. Jahrhundert hinein verfolgen. — Die Vorstellungen, die man sich von der Heilwirkung gesunder Gewebe machte, waren allerdings sehr allgemeiner Art; man betrachtete sie als Träger eines geheimnisvollen „Seelenstoffes", der hauptsächlich im Blut aufgespeichert sein sollte, so daß auch die blutreichsten Organe, wie die Leber, als die heilkräftigsten galten. — Erst Paracelsus (1493—1541) stellte die Lehre auf, daß ein krankes Gewebe durch das entsprechende gesunde ersetzt werden könne, und er war damit wohl der erste, der die besonderen Einflüsse, welche die einzelnen Gewebe auf die Regelung der Lebensvorgänge haben, erkannte, wenn auch noch nicht in unseren heutigen Begriffen von chemischen Verbindungen denkend.

Man hat wiederholt versucht, die endokrinen Drüsen in verschiedene Gruppen einzuteilen, je nach der Einstellung des Forschers vom entwicklungsgeschichtlichen, histologischen oder physiologischen Standpunkte aus. Alle diese Versuche haben zu keinem befriedigenden Ergebnisse geführt. Sie werden auch immer ergebnislos bleiben, da nicht zwei Drüsen in ihrem Aufbau einheitlich sind, da jede eine Mischung verschiedener Keimanlagen darstellt, und da ihre Funktion abhängig ist von dem Zusammenwirken mit anderen Drüsen, von dem jeweiligen Zustande des Körpers, von der größeren oder geringeren Empfänglichkeit der einzelnen Zellen, des gesamten Nervensystems für die Wirkung der Inkrete. Ferner wird diese Schematisierung noch dadurch erschwert, daß die einzelnen Blutdrüsen mehrere Hormone erzeugen können, die ganz verschiedene physiologische Wirkungen besitzen. Am verbreitetsten ist die von Falta vorgeschlagene Trennung in Hormone, welche den Stoffwechsel fördern (akzeleratorische oder dissimilatorisch-katabolische nach Biedl) und solche, welche ihn hemmen (retardive oder assimilatorisch-anabolische). Zu der ersten Gruppe zählt er Schilddrüse, Hypophysenhinterlappen, chromaffines System und den exkretorischen Anteil der Keimdrüsen; zu der zweiten die Epithelkörperchen, den Hypophysenlappen, die Nebennierenrinde und die interstitiellen Keimdrüsen. Wie wir später sehen werden, ist aber diese Einteilung vor allem für die Keimdrüsen nicht durchführbar, da der Stoffwechsel der einzelnen Körperzellen ganz verschieden durch ihre Inkrete beeinflußt wird, und auch das Hormon der Nebenniere, das Adrenalin, ist in seiner Wirkung von den wechselnden Funktionen des Nervus sympathicus abhängig.

Für unsere weiteren Ausführungen verzichten wir darum auf jede Schematisierung und wählen als Grundlage der Beschreibung der Inneren Sekretion die physiologische Funktion, um zu prüfen, wieweit die einzelnen Blutdrüsen daran als Regler des Lebensablaufes beteiligt sind. — Als Einleitung hierzu beschäftigten wir uns zunächst mit der Entwicklungsgeschichte und dem histologischen Aufbau der einzelnen inkretorischen Drüsen, soweit es zum Verständnis ihrer Funktion notwendig ist.

II. Entwicklungsgeschichte und Histologie der Blutdrüsen.

Man hat oft die Frage aufgeworfen, ob die Erzeugung von Inkreten die Aufgabe bestimmter Zellgruppen sei, ob man Inkretion und Exkretion innerhalb einer Drüse histologisch trennen müsse, oder ob eine Zelle beide Aufgaben übernehmen könne. Die Auffassung, daß z. B. in der Bauchspeicheldrüse die Zellen der Acini exkretorische, die Langerhansschen Inseln inkretorische Aufgaben hätten, wurde vielfach damit zu widerlegen versucht, daß man beim Diabetes mellitus Störungen des Zuckerstoffwechsels auch bei völlig intakten Inseln findet. Andererseits haben aber neuere eingehende histologische Untersuchungen ergeben, daß Veränderungen in der Färbbarkeit, der Granulabildung auch in diesen Fällen auf eine Funktionsstörung hindeuten. Ferner fanden Banting und seine Mitarbeiter, daß ein Extrakt aus einer Bauchspeicheldrüse, deren Ausführungsgang mehrere Wochen lang unterbunden war, so daß die acini degenerierten und die Langerhansschen Inseln sich vermehrten, wirksamer war als normaler Extrakt, um beim diabetes melitus durch intravenöse Injektionen den Zuckergehalt des Blutes herabzusetzen. — Umstritten ist jetzt noch die Frage, ob dem generativen Anteil der männlichen Keimdrüsen, den Spermiogonien und Spermiocyten ebenfalls eine innersekretorische Funktion zuzuschreiben sei, oder ob diese von den Sertolischen Zellen oder den Leydigschen Zellen des Zwischengewebes ausgeübt wird. Unabhängig ist die Ausbildung der männlichen Geschlechtscharaktere jedenfalls von der Spermiogenese, da auch beim Kryptorchismus (fehlendem Descensus der Hoden mit Verkümmerung des generativen Anteils) die sekundären Geschlechtsmerkmale voll ausgebildet sind, und da umgekehrt bei bestehender Fortpflanzungsfähigkeit doch ein Eunuchoidentypus und Anklänge an die weibliche Körperform vorhanden sein können. — Die übrigen Blutdrüsen haben nur inkretorische Zellen, die aber wieder den verschiedensten Keimanlagen entstammen, so daß sie auch ihrer Funktion nach nicht einheitlich sind. — Bei manchen niederen

Tieren haben aber auch Schilddrüse und Hypophysenvorderlappen noch exkretorische Aufgaben; sie stehen durch einen Ausführungsgang, Ductus thyreoglossus und Hypophysengang, mit dem Kopfdarm in Verbindung; auch beim Menschen trifft man diese Ausführungsgänge noch bisweilen rudimentär an, z. B. den Hypophysengang bei Akromegalie.

Die Schilddrüse (Glandula thyreoidea).

Das ursprünglich bei dem menschlichen Embryo als Anhangsdrüse des Schlunddarmes angelegte Organ, das aus einer epithelialen Ausbuchtung der ventralen Darmwand hervorgeht, wird im Laufe der Entwicklung durch Atrophie des Ausführungsganges abgeschnürt und bildet sich zu einer paarigen Drüse um, deren Hälften, zu beiden

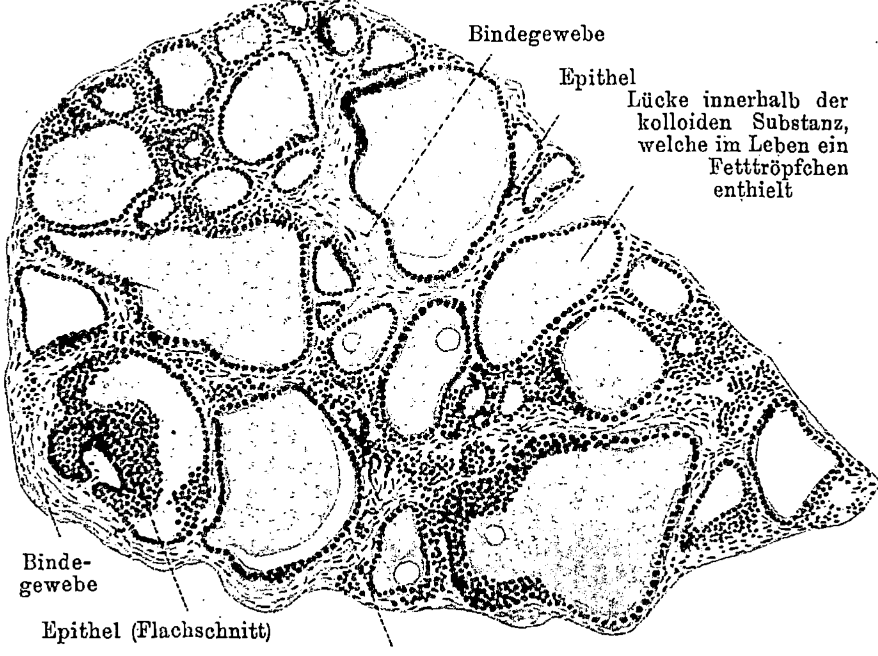

Abb. 1.   Schilddrüse eines Mannes von 37 Jahren.   Vergrößerung etwa 1 : 250.
Nach Rauber-Kopsch.

Seiten des Kehlkopfes gelagert, durch einen schmalen Isthmus verbunden sind.   Die anfangs kompakte Zellmasse wird durch Einstrahlen von Bindegewebszügen in einzelne Zellstränge zerlegt, in denen sich immer aus je einer Zelle durch Teilung und Absonderung von Sekret in das Innere des neuen Zellhaufens allmählich Hohlräume von $40-100\,\mu$ Durchmesser bilden, die Follikel (Schilddrüsenbläschen nach Kohn), die von einer einfachen Schicht platter Epithelzellen ausgekleidet sind. Sie bleiben oft noch durch Epithelienstränge miteinander verbunden, können auch durch Aneinanderlagerung und Kanalisierung verschmelzen, so daß beim Menschen das Bild einer tubulären Drüse entsteht, deren einzelne Drüsenschläuche aber nicht miteinander zusammenhängen, und die auch nicht durch Knospung auseinander entstanden sind (Heidenhain).

Das Innere der Hohlräume ist von einer glasigen, zähflüssigen Masse ausgefüllt, dem Kolloid, das in frischem Zustande von den Zellen sezerniert nur schwach durch Fuchsin gefärbt wird und erst durch Beimengung des Inhaltes eingeschmolzener Zellen, die selbst stark fuchsinophil sind, mehr Farbstoff annimmt. Daneben sezernieren die Follikelzellen nach Kraus noch ein zweites Inkret in die Hohlräume, das aus feinen gerbsäurefesten Körnchen entsteht, die schon in dem Zellinnern nachgewiesen werden können.

Es scheint, als ob bei verschiedenen Erkrankungen der Thyreoidea der Dispersitätsgrad (Grad der Verteilung und Größe der kolloiden Teilchen) des Kolloids sich ändert, so daß es z. B. bei der Basedowschen Krankheit, wo es stärker dispergiert ist, leichter und schneller in die Lymph- und Inkret diffundieren kann, als das des Kropfes mit gröberen Teilchen; aus dieser Änderung des kolloiden Zustandes wäre im ersteren Falle auch die starke Überschwemmung des Körpers mit dem spezifischen Inkret, die Hyperfunktion, die nicht immer mit einer äußerlich sichtbaren Vergrößerung der Schilddrüse verbunden sein muß, zu erklären. Die Frage, ob das Kolloid das eigentliche Inkret der Schilddrüse darstellt, die also in den Bläschen dann einen Vorratsraum für die Speicherung der Zellprodukte besäße, aus denen allmählich durch interzelluläre Spalträume hindurch nach Einschmelzung der Follikelwand die Inkrete an das Blut abgegeben werden, oder ob die Zellen direkt in das Blut und die Lymphe sezernieren, ist noch nicht einwandfrei entschieden. Die dichten Maschen von Blut- und Lymphkapillaren, welche die einzelnen Follikel umspinnen, ermöglichen einen schnellen und intensiven Stoffaustausch; der große Gefäßreichtum (Art. thyreoidea superior aus der Carotis externa und inferior aus der Art. subclavia) bedingt eine sehr gute Blutversorgung, so daß in der Minute, auf 100 g Organ berechnet, 560 ccm Blut hindurchströmen, während die entsprechenden Zahlen bei der Niere nur 100, bei dem ruhenden Muskel nur 12 ccm betragen, so daß also das gesamte Körperblut 16 mal an einem Tage die Schilddrüse durchfließt.

Die nervöse Versorgung geht von dem Halssympathikus aus, der gefäßerweiternde Fasern enthält, und von dem Nerv. pharyngeus superior.

Bisweilen wird die Schilddrüse durch ein von dem Isthmus ausgehendes Horn vergrößert, das sich bis zum Zungenbein fortsetzt als Überbleibsel des schon erwähnten Ductus thyreoideus. Daneben findet man noch häufig kleinere Nebenschilddrüsen (Gl. thyreoideae accessoriae), die nach der operativen Entfernung der Hauptdrüse durch ihre Vergrößerung die Ausfallserscheinungen mildern können. Sie liegen in dem Fettgewebe zwischen der Aortenwurzel und dem Unterkieferrand. Nach der Überpflanzung der Schilddrüse auf ein Tier der gleichen Art bleibt ihre Funktion erhalten, die Follikelbildung und Sekretabsonderung geht weiter, wenn genügende Blutversorgung besteht. Auch Heterotransplantationen gelingen, wenn keine zu großen biologischen Verwandtschaftsunterschiede bestehen. So gelang Voronoff die Übertragung einer Schimpansenschilddrüse auf einen menschlichen Idioten, bei dem sie 6 Jahre lang funktionstüchtig blieb.

Die Epithelkörperchen (Glandulae parathyreoideae).

Sie gehen aus Epithelresten hervor, die ursprünglich mit dem dorsalen Ende der 3.—4. Kiemenspalte in Verbindung standen und sind darum räumlich der Schilddrüse benachbart. Beim Menschen liegen die vier Drüsen paarweise (3—15 mm lang, 2—4 mm breit) auf der Rückseite der Schilddrüse, so daß sie von den alten Anatomen zunächst gar nicht beachtet wurden und erst Virchow sie 1864 als akzessorische Schilddrüsen beschrieb.

Im Gegensatz zu der Schilddrüse behalten die embryonalen Zellmassen der Epithelkörperchen aber ihre kompakte Form bei, bilden

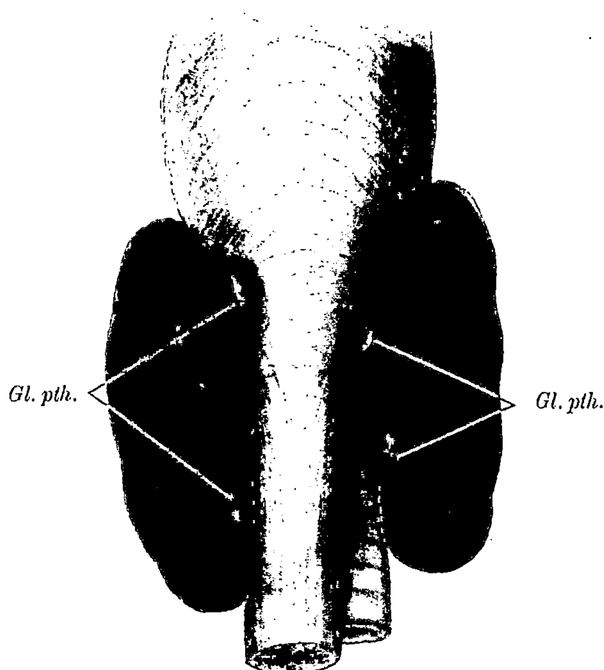

Abb. 2.   Epithelkörperchen des Menschen nach Zuckerkandl. — Halsorgane von der Rückseite. — *Gl. pth.* = Epithelkörperchen.

nur selten Bläschen und verzweigen sich beim Menschen nur in verhältnismäßig wenige breite Zellstränge, die bisweilen durch dazwischen geschobenes Bindegewebe zu einzelnen Läppchen vereinigt werden. Die wenigen etwa vorhandenen Follikel sind ebenfalls mit einem schwer färbbaren Kolloid gefüllt und geben daher ihr Inkret, als dessen Vorstufe feinste mit Fettfarbstoffen färbbare Granula angesprochen werden, wohl direkt an die von der Art. thyreoidea inferior versorgten Blutkapillaren oder die zahlreichen feinsten Lymphgefäße ab. — Akzessorische Epithelkörperchen finden sich in dem lockeren Bindegewebe, das die Trachea begleitet, bei einzelnen Tierarten (Katzen, Kaninchen) auch in die Schilddrüse selbst eingelagert. Nach Homoiotransplantation bleiben sie lange Zeit funktionstüchtig und können die Ausfallserscheinungen, die nach operativer Entfernung eintreten, wieder beseitigen.

Die Zirbel (Epiphyse, Corpus pineale, Conarium).

Ich schalte diese Drüse an dieser Stelle ein, da sie ebenso wie Schilddrüse und Epithelkörperchen aus einer einheitlichen Zellanlage hervorgegangen ist und nicht wie die übrigen menschlichen Blutdrüsen durch Verschmelzung verschiedener Organe. Sie ist beim Embryo schon in der 5. Woche erkennbar und bildet sich hier als eine handschuhfingerähnliche Ausstülpung der Epitheldecke des Zwischengehirns, indem sie sich auf die Oberfläche der Vierhügelplatte auflegt. Das ausgebildete Organ wiegt etwa 0,2 g bei einer Länge von 8 mm und einer Breite von 6 mm. Im histologischen Bilde sieht man, daß der ursprüngliche Schlauch sich in eine kompakte Masse von Gliazellen umgewandelt hat, die durch breite Faserzüge in einzelne Felder abgeteilt werden. Die Zellen hängen untereinander durch feine Fasern zusammen; mit zunehmendem Alter, vom 7. Lebensjahre ab werden sie durch sich vermehrendes Bindegewebe auseinander gedrängt; dazwischen lagern sich aus kohlensaurem und phosphorsaurem Kalzium und Magnesium bestehende, oft dem bloßen Auge sichtbare Körnchen, der Hirnsand (Acervulus), der wohl als Zeichen der zunehmenden Altersinvolution aufzufassen ist. In dem Gliareticulum liegen die eigentlichen Drüsenzellen (Pinealzellen); in das Drüsengewebe strahlen Nervenfasern ein, die als Achsenzylinder gedeutet werden, und die mit kugeligen Endkolben endigen (Waltersche Randgeflechte). — Als sichtbarer Ausdruck der Inkretion werden feinste, in das schwach gefärbte Protoplasma eingestreute azidophile Granula gedeutet; nach Josephy und Sacristan können auch die eigenartigen Kernkugeln diese Aufgabe haben, Kernrückbildungen, die vielleicht vom Gliareticulum aufgenommen und weiterbefördert werden.

Die Thymus (Glandula thymus).

Sie bildet einen Übergang zu den aus mehreren Gewebsverbänden zusammengesetzten Blutdrüsen. Auch sie stammt ursprünglich wie

14   Entwicklungsgeschichte und Histologie der Blutdrüsen.

Schilddrüse und Epithelkörperchen von dem Schlundepithel ab, und
zwar von der 3. Kiementasche, aus der zwei paarige Schläuche entstehen,
die durch traubenartige Ansätze ein lappiges Aussehen erhalten. Das
paarige Organ bildet bei Kindern zwei lange, schmale Lappen, die
vor den großen Blutgefäßen und dem Herzbeutel liegend den vorderen
Mittelfellraum ausfüllen und bisweilen im unteren Teile vereinigt sind.
Ihr Gewicht beträgt bei der Geburt etwa 15 g, im 2. Lebensjahre 25 g und
um die Pubertät etwa 40 g, um dann allmählich zu atrophieren, so daß
sie um das 45. Jahr nur noch etwa 10 g wiegt. (Vgl. Abbildung 24.)

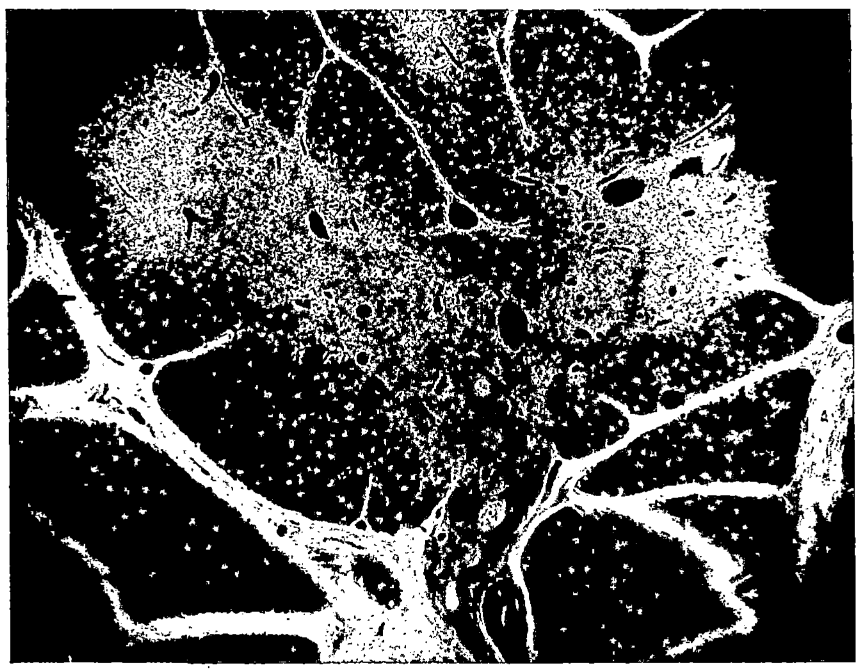

Abb. 3. Menschliche Thymus. Mikrophotographie. Zeiss.
Okular 2, Objektiv A A.

Im histologischen Bilde eines neugeborenen Kindes sieht man von
der bindegewebigen Kapsel aus Stränge in das Innere ziehen, welche
das ganze Organ wieder in viele kleine, etwa 20 mm große Läppchen
teilen, an denen man eine dunklere Rinde und eine hellere Markschicht unterscheiden kann, und die untereinander wieder durch dünne
Markstränge verbunden sind. Das Grundgerüst dieser Läppchen ist
ein maschiges Netzwerk (Reticulum), von großen epithelialen Zellen,
dem ursprünglichen entodermalen Schlundepithel, die durch ihre feinen
Ausläufer miteinander verbunden sind. In die Maschen werden vom
2. Embryonalmonat ab kleinere Zellen 4—7 μ groß abgelagert, be-

sonders zahlreich in der Marksubstanz, der sie in gefärbten Präparaten durch ihre leichte Färbbarkeit das dunkle Aussehen verleihen. In der helleren Markschicht liegen konzentrisch geschichtete, bis 130 μ große Epithelzellenanhäufungen mesodermalen Ursprungs, die in ihrem Inneren verhornt sind, die Hassallschen Körperchen, die man eine Zeitlang als die eigentlichen inkretorischen Anteile der Thymus betrachtete, während andere Forscher in ihnen nur absterbende Zellgruppen sahen. (Dustin.) — Nach der Pubertät werden die zelligen Elemente durch Bindegewebe verdrängt und in das interstitielle Gewebe Fettzellen eingelagert, so daß beim Greise nur noch wenige Läppchen vorhanden sind, in denen wieder die kleinzelligen Elemente zugunsten der größeren Markzellen verschwunden sind. — Die Blutversorgung geschieht von der Art. mammaria interna aus, deren Rami thymici in der Rindengrenze dichte Kapillarnetze bilden.

Die Nebenniere (Glandula suprarenalis).

Eine weitere rein inkretorische Drüse, die aus zwei verschiedenen Keimanlagen besteht, die aber nicht so eng verschmolzen sind wie bei der Thymus, ist die Nebenniere. Schon auf einem makroskopischen Querschnitt kann man ihre Trennung in einen gelblichen Rindenteil und eine hellere graue Markschicht unterscheiden, die wir nach Kohn den epithelialen und chromaffinen Anteil nennen wollen. In der niederen Wirbeltierreihe, bei den Cyklostomen, Selachiern und Teleostiern, finden wir beide Teile noch als räumlich getrennte Organe, den epithelialen Anteil als Interrenalorgan oder Zwischenniere, den chromaffinen (Mark) als Suprarenalorgan oder Phäochromkörperchen (wegen der charakteristischen Braunfärbung der Zellen mit Chromsäure so genannt). Der erstere entsteht in der Nachbarschaft der Keimdrüsen als kompakte Zellmasse aus demselben Epithel der Leibeshöhle, so daß zwischen beiden auch eine enge Verwandtschaft in bezug auf ihre physiologischen Funktionen bestehen bleibt, auf die wir später zurückkommen. Das Suprarenalorgan dagegen entsteht gemeinsam mit den sympathischen Ganglien der Bauchhöhle, mit denen es in der niederen Wirbeltierreihe verbunden ist, während bei den Säugetieren nur einzelne Phäochromkörperchen als chromaffine Zellen den Bauchstrang des Sympathikus begleiten, und die Hauptmasse mit der Zwischenniere zu einem einheitlichen Organ, der Nebenniere, verschmilzt. — Beim Menschen liegen die paarigen, abgeplatteten, runddreieckigen oder halbmondförmigen Organe dem oberen Nierenpole aufgelagert an, mit dem sie bindegewebig verbunden sind. Das Gewicht der einzelnen Drüse ist beim Neugeborenen etwa 6 g, beim Erwachsenen 11—18 g bei einer Länge von 4—6 cm, einer Breite von 2—3 cm und einer Dicke von 3—6 mm.

Im histologischen Bilde sehen wir, daß die Rinde aus radiär verlaufenden Zellsträngen besteht, die sich aus den Zellanhäufungen der äußersten Schicht (Zona glomerulosa) zu schmalen Säulen umbilden (Zona fasciculata), die schließlich nach Verschmelzung zu netzförmigen

Strängen (Zona reticularis) allmählich sich mit den Zellen der Marksubstanz vermischen. Beide Zellarten sind färberisch streng voneinander getrennt: während die Rindenzellen in frischen Präparaten in

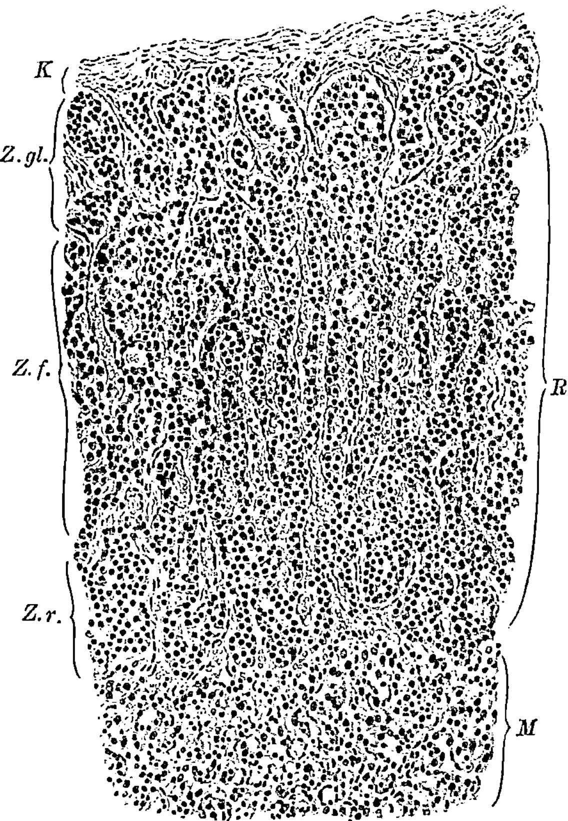

Abb. 4. Nebenniere des Menschen. Vergrößerung etwa 1 : 80. — K = Kapsel R = Rinde; Z. gl. = Zona glomerulosa; Z. f. = Zona fasciculata; Z. r. = Zona reticularis; M = Mark.

ihrem Innern helle, lichtbrechende Kügelchen erkennen lassen, die als Lipoide angesprochen werden, da sie sich mit Fettfarbstoffen färben und mit Osmiumsäure bräunen, ist für die Markzellen die Färbbarkeit mit Chromsäure und deren Salzen charakteristisch. Diese Eigenschaft finden wir auch bei den Paraganglien genannten Zellanhäufungen wieder, die das sympathische Nervengeflecht in der Bauchhöhle begleiten, und die man mit dem Nebennierenmark zusammen ihrer gemeinsamen Abstammung wegen auch als chromaffines System bezeichnet. — Zu diesem System ist auch die Karotisdrüse zu rechnen, ein größerer Verband chromaffiner Zellen, der beim Menschen

an der Teilungsstelle der Arteria carotis communis als etwa 5—7 mm
langes, 1,5 mm dickes Organ gelegen ist, das reich mit marklosen
Nervenfasern und Gefäßen durchsetzt ist.

Der Nebenniere entsprechende Organe haben wir in den akzes-
sorischen Nebennieren, die in der Bauchhöhle versprengt sind, in der
Niere eingelagert und im Becken beim Weibe im Ligamentum latum,
beim Manne an den Testes und am Samenstrange gefunden werden.
Nach operativer Entfernung der Nebennieren oder deren Hypofunktion
findet man sie oft vergrößert.

Die Gefäßversorgung ist für den epithelialen und chromaffinen
Teil gemeinsam: kleinere Arterien, aus der Art. suprarenalis und Nach-
bargefäßen entspringend, bilden in der Kapsel und in der äußeren
Rindenschicht ein dichtes Kapillarnetz, von dem ein Teil sich wieder
zu kleineren Venen zusammenschließt, die ihren Weg durch die Marksubstanz nehmen, während der Rest durch die Kapsel hindurch sich
wieder mit den Venae renales, der Cava und Ven. phrenica vereinigt;
außerdem wird noch der medullare Anteil direkt durch kleine Art.
medull. propriae versorgt. Charakteristisch ist für die zentrale Neben-
nierenvene die Entwicklung einer besonderen Längsmuskelschicht, deren
Kontraktion einen schnellen Abfluß des Nebennierenblutes ermöglicht.
— Die aus dem Sympathikus entspringenden Nervenfasern breiten
sich in der Markschicht zu einem feinen, dichten Netze aus, das die
einzelnen chromaffinen Zellen umspinnt, wobei sich die Endigungen
zu kleinen Kölbchen verdicken, so daß eine besonders innige Berührung entsteht. Dieser Nervenreichtum ist in den ersten Lebensmonaten
noch nicht zu beobachten: hier überwiegt noch der Rindenteil über
die Marksubstanz, und erst beim Erwachsenen verschiebt sich dieses
Verhältnis von 2 : 1 über gleiche Anteile zu 1 : 2 im hohen Alter.
Dagegen nehmen die im Körper zerstreuten chromaffinen Zellen mit zunehmendem Alter ab und sind bisweilen nur noch bis zum 5.—8. Lebensjahre beobachtet worden. — Als Vorstufe des Inkretes der Marksubstanz, des Adrenalins, deutet man feine, chromaffine in den Zellen
eingelagerte Körnchen, die sich mit Eisenchlorid grün färben und die
auch die Träger der Chromreaktion sind; ihre Abgabe erfolgt direkt
in die Blutbahn.

Die Hypophyse (Glandula pituitaria, Hirnanhang).

Sie ist die dritte reine inkretorische Drüse, die aus mehreren Geweben zusammengesetzt ist. Während aber die einzelnen Anteile der
Nebenniere mit zunehmender Entwicklungsreihe miteinander verschmelzen, finden wir bei der Hypophyse die umgekehrten Verhältnisse: bei
niederen Wirbeltieren ist die Trennung des epithelialen und gliösen
Anteils noch nicht durchgeführt; hier ist der Hirnanhang noch aus
einem Gemisch von Drüsenschläuchen und nervösem Gewebe gebildet.
Bei den Säugetieren und dem Menschen dagegen besteht eine vollständige Trennung der verschiedenen Gewebe. In mikroskopischen Schnitten
können wir drei Teile erkennen: den Vorder-, Zwischen- und Hinterlappen.

Der Vorderlappen entsteht ähnlich der Schilddrüse aus einer schlauchförmigen epithelialen Tasche der vorderen Mundbucht, also aus dem äußeren Keimblatt, die abgeschnürt und zu einem geschlossenen Epithelsäckchen wird. In dieses wachsen die Wandzellen in einzelnen Strängen hinein, die durch Blutgefäße auseinander gehalten werden, so daß schließlich von der Höhlung des Säckchens nur ein schmaler Spalt an der Grenze zwischen Vorder- und Mittellappen übrigbleibt, der kaudalwärts von einem schmalen Zellstreifen begrenzt wird. — Zwischen Vorder- und Hinterlappen liegt bei niederen Säugetieren ein breiterer Saum größerer, zylindrischer Zellen, der als Zwischenlappen bezeichnet wird, und der bei einzelnen Tierarten den Hinter-

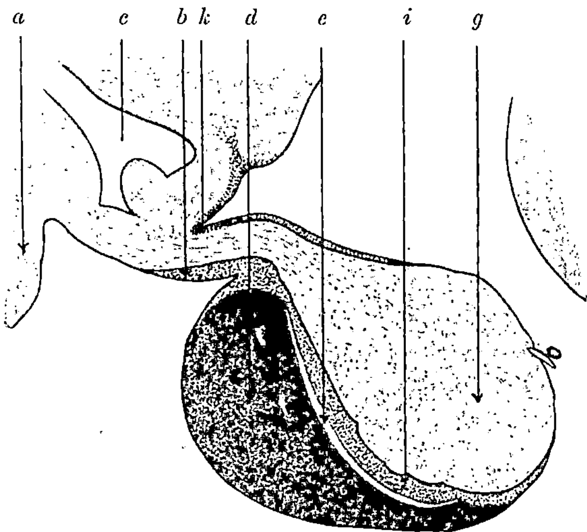

Abb. 5. Sagittalschnitt durch das Infundibulum und die Hypophyse eines erwachsenen Affen; halbschematisch. Nach Herring. — a = Chiasma opticum; b = zungenförmiger Fortsatz; c = dritter Ventrikel; d = Vorderlappen; e = Hypophysenhöhle; g = Hinterlappen; i = Zwischenlappen; k = Teil des Zwischenlappens.

lappen völlig umschließt, während er beim Menschen verkümmert ist und nur noch eine schmale Zone bildet, die von kleinen, wieder mit Kolloid gefüllten Hohlräumen durchsetzt ist, und die auch wohl als Marksubstanz bezeichnet wird. — Der Hinterlappen stammt von der Basis des Zwischengehirns ab, von dem er sich ebenfalls als hohler Schlauch ausstülpt, der mit Medullarepithel ausgekleidet ist. Dieses sendet in das Innere ein dichtes Netz von Fasern aus, so daß jetzt der Hinterlappen zu einem aus Gliagewebe, dem nicht nervösen Anteil des Medullarepithels, bestehenden kompakten Organ wird, das noch durch einen Stiel mit der Hirnbasis zusammenhängt, in den wieder eine Ausbuchtung des dritten Ventrikels hineinragt. In das dichte Fasergeflecht sind große, mit Fortsätzen versehene Zellen eingelagert, die häufig mit einem grünlichgelben Farbstoffe gefüllt sind. — Färberisch unterscheiden sich Vorder- und Hinterlappen dadurch, daß der erstere die verschiedenartigsten Elemente enthält: basophile, azidophile und solche chromophobe, die weder mit sauren noch mit basischen Farbstoffen eine ausgesprochene Färbung geben, die Hauptzellen, während der Zwischenlappen im allgemeinen nur basophile Zellen enthält. Die Frage, ob die drei Zellarten des Vorderlappens verschiedenen Ursprunges seien, wird heute meistens dahin ausgelegt, daß man in ihnen nur verschiedene Funktionszustände einer und derselben Zellart annimmt und in den gefärbten Körnchen des Protoplasmas die Vorstufen der Inkrete vermutet, ebenso wie in den der gelatinösen Substanz des Hinterlappens eingelagerten Granula. — Die Inkrete des Vorderlappens werden wohl direkt an die Blutbahn abgegeben und brauchen nicht erst den Hinterlappen zu passieren, während der letztere seine Inkrete direkt in den dritten Ventrikel sezerniert. — Die Hypophyse des Menschen liegt der .Schädelbasis an und füllt die Sella turcica, von der Dura mater umkleidet, aus. Sie wiegt im Durchschnitt 0,5 g, mißt etwa 14 mm im queren, 21,5 mm im dicken und 5,5 mm im hohen Durchmesser.

Die Bauchspeicheldrüse (Pankreas).

Während bei der Schilddrüse, den Epithelkörperchen, der Thymus und dem Hypophysenvorderlappen die ursprüngliche Funktion als Anhangsdrüse des embryonalen Darmes im Laufe der Entwicklung durch die Inkretion ersetzt wurde, haben wir im Pankreas das einfachste Beispiel für die Mischung beider vor uns. Der exkretorische Anteil sind die eigentlichen Drüsentubuli, zwischen die größere Zellhaufen eingelagert sind, die Langerhansschen Inseln.

Drüsenzellen und Inseln entspringen beide aus derselben Keimanlage, aus der Wand des primitiven Duodenums, so daß von einzelnen Forschern die Ansicht geäußert wurde, daß sie beide ineinander übergehen könnten (Laguesse, Saguchi). Doch haben beide verschiedene Aufgaben zu erfüllen; dafür spricht, daß die Glykogenbildung in der Leber im Embryo erst dann auftritt (beim Menschen im 4. Monat), wenn die primitiven Inseln durch die definitiven ersetzt sind (Aron). Dafür spricht auch, daß man durch Neutralgentianaviolett nach Härtung in einem wäßrigen Chromsublimatgemisch die beiden Anteile verschieden färben kann: die Granula der Zellen der Acini rötlichbraun, diejenigen der Inseln tiefblau (Kirkbride); ferner, daß beim Diabetes mellitus, einer Störung des Zuckerstoffwechsels, die Inseln oft verändert sind, während die Exkretion nicht gestört war, und daß umgekehrt bei Unterbindung des Ausführungsganges die Acini atrophieren, die Inseln dagegen sich vergrößern, und daß hierbei die Innere Sekretion der Drüse nicht gestört ist. Auch der Aufbau der Inseln nach Art der Epithelkörperchen spricht hierfür: zusammenhängende Stränge von kugeligen Zellen, die durch weite

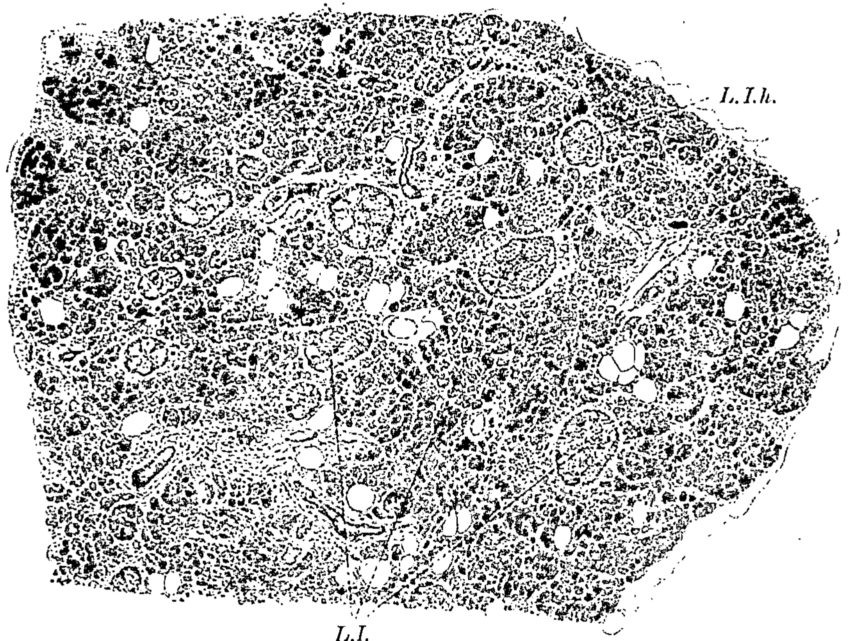

Abb. 6.   Pankreas einer 67jährigen Frau mit Diabetes; nach Heiberg.
Vergrößerung etwa 1:35. — *L.I.* = Langerhanssche Inseln sklerosiert;
L.I.h. = Lang. Inseln hyalin degeneriert.

Kapillaren getrennt sind. Weiter unterscheidet die histologische Struktur
dieser von fein granuliertem Protoplasma ausgefüllten Zellen sie von
den grobgekörnten und von Fäden durchzogenen Acinizellen. — Der
Durchmesser der Inseln ist etwa 0,3 mm; ihre Masse beträgt etwa
$^{1}/_{100}$—$^{1}/_{33}$ des gesamten Drüsenparenchyms, so daß sie in ihrer Gesamtheit schon eine leistungsfähige Drüse bilden können und damit die
überwiegende Annahme, daß sie die Träger der inneren Sekretion des
Pankreas sind, an Wahrscheinlichkeit gewinnt.

Die Keimdrüsen.

1. **Hoden** (Testes). Eine Mischung von exkretorischer und inkretorischer Drüse stellen auch die Hoden dar, nur daß hier die nach
außen abgegebenen Produkte keine flüssigen Sekrete, sondern geformte
Bestandteile sind. Entwicklungsgeschichtlich stammt der generative
Anteil, die Samenkanälchen (Tubuli seminiferi), direkt vom Keimepithel ab, während die Tubuli recti und das Rete testis von der
Urniere gebildet· werden. Als Reste der Urnierenkanälchen werden
auch die zwischen den einzelnen Samenkanälchen in die bindegewebige
Zwischenschicht eingestreuten zahlreichen, epithelartigen Zellen gedeutet, die Leydigschen Zwischenzellen, die man zusammen als interstitielle Drüse (Bouin und Ancel) oder Pubertätsdrüse (Steinach)

bezeichnet, da man in ihnen die Träger der eigentlichen Inkretion des Hodens vermutet. Die Größe dieser Zellen beträgt etwa 10—20 μ; ihr Protoplasma enthält kristallinische Substanzen, Lipoide und Farbstoffe eingelagert; sie sind meistens zu größeren Gruppen vereinigt, die gut mit Blutgefäßen versorgt sind, und die ein eigenes bindegewebiges Maschennetz besitzen.

Ebenso wie nach der Unterbindung des Pankreasausführungsganges die Drüsenacini schwinden und dafür die Langerhansschen Inseln zu wuchern beginnen, vergrößern sich auch die Leydigschen Zellhaufen nach Unterbindung des Vas deferens, während die Samenkanälchen atrophieren. Dasselbe haben wir auch beim Kryptorchismus, bei

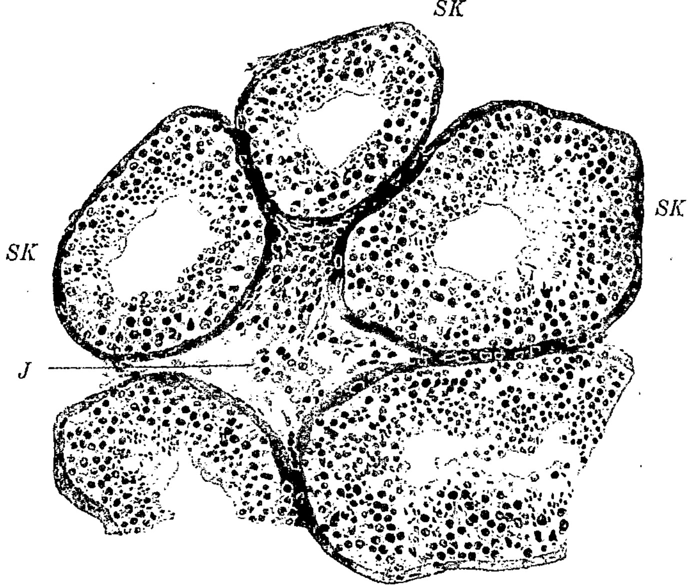

Abb. 7. Normaler Hoden eines geschlechtsreifen Mannes. Nach Steinach. Vergrößerung etwa 1:150. — *SK* = Samenkanälchen; *J* = Zwischenzellen.

mangelhaftem Descensus des Hodens. Auch in diesen Fällen findet man ein gut entwickeltes interstitielles Gewebe und eine nicht ausgebildete Generationsdrüse mit fehlender Spermatogenese. Da trotzdem die männlichen Geschlechtsmerkmale gut entwickelt sind, haben wir in diesem von der Natur gelieferten Experiment den Beweis dafür, daß die inkretorische Tätigkeit der Hoden unabhängig von der Spermatogenese ist. Zwischenzellen finden wir bei allen Wirbeltieren in den männlichen Gonaden (Kolmer und Scheminsky; Courrier); bei einzelnen Urodelen bildet sich parallel mit der Entwicklung des Hochzeitskleides ein mächtiges fetthaltiges Drüsengewebe in den Gonaden aus, nach dessen künstlicher Zerstörung auch das Hochzeitskleid sich zurückbildet.

2. Eierstöcke (Ovarien). Auch die weiblichen Keimdrüsen sind eine Mischung verschiedener Keimanlagen. Aus dem Keimepithel zweigen sich längere Zellstränge und Haufen ab, die Eifächer oder Eiballen, die aus zweierlei Zellen bestehen, den Follikelzellen und den Ureiern. Die letzteren lagern sich zu größeren Gruppen zusammen, in denen schließlich alle bis auf je eine Zelle, dem übrigbleibenden Ei, verschwinden, während die Follikelzellen um das Ei eine kugelförmige Zone bilden, den Primärfollikel, der von den benachbarten durch das hereinwuchernde embryonale Bindegewebe getrennt wird. Dieses bildet um jeden Follikel eine besondere Membran, die Theca folliculi. In den beiden Ovarien einer 22 jährigen Frau zählte Häggström bei einem Gewicht von 8,11 und 5,85 g zusammen mehr als 400 000 nicht atretische Follikel. 219 hatten einen Durchmesser von mehr als 100 μ; 1700 hatten das Stadium des vierschichtigen Follikelepithels erreicht, und nur 200 enthielten Flüssigkeit. Es waren 5 zweieiige Follikel und etwa 1000 zweikernige Eier vorhanden. Die Zahl der atretischen Follikel und der corpora candicantia betrug etwa 12 000; darunter 54 mit einem Durchmesser von über 1 mm. In dem größeren Ovar zählte er 4 corpora lutea, in dem kleineren fünf.

Mit zunehmender Reife wird das ursprünglich platte Follikelepithel kubisch, vermehrt sich zu mehreren konzentrischen Schichten, die als Cumulus ovigerus auch das Ei umschließen, und die in den Follikel hinein eine Flüssigkeit absondern, die allmählich den Hohlraum auftreibt, so daß der Graafsche oder Sekundärfollikel entsteht. Wenn dieser gereift ist, beim Menschen bei einem Durchmesser von etwa 5 mm, platzt er, und mit der Flüssigkeit wird das Ei in die Bauchhöhle entleert, um schließlich durch den Eileiter in den Uterus übergeführt zu werden. Der geplatzte Follikel füllt sich mit Blut, das geronnen von den Follikelzellen und den Zellen der Theca folliculi durchwachsen wird. Später zerfallen diese eingewanderten Zellen und bilden zusammen mit dem gefäßhaltigen Bindegewebe und den zahlreichen weißen Blutkörperchen das Corpus luteum. Wird das ausge-

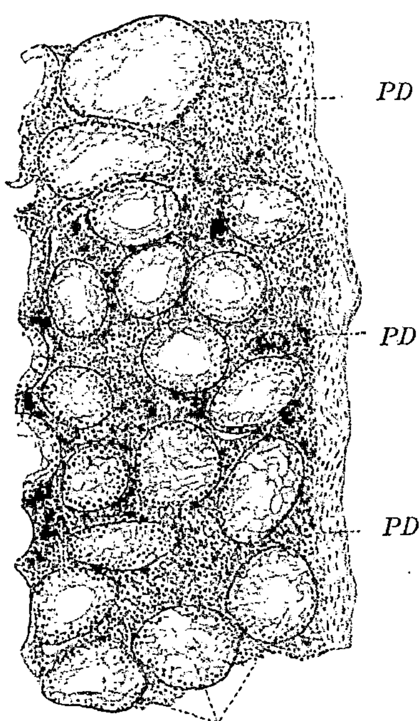

Abb. 8. Querschnitt durch ein etwa acht Monate altes Hodentransplantat eines Meerschweinchens. Nach Steinach. Vergrößerung etwa 1 : 60. — *AGD* = atrophische Samenkanälchen; *PD* = mächtig gewucherte Pubertätsdrüse.

stoßene Ei befruchtet, so wird der gelbe Körper, jetzt Corpus luteum graviditatis genannt, durch weitere Zellwucherung und Zerfall vergrößert, wobei auch die einzelnen Zellen an Größe zunehmen und bestimmte Einlagerungen erkennen lassen (Lutein). Das Maximum wird im 4. Schwangerschaftsmonat erreicht. Von diesem Zeitpunkt an beginnt wieder die Rückbildung; die gewucherten Zellmassen beginnen zu schrumpfen, der Inhalt wird resorbiert bis schließlich nur noch eine bindegewebige Narbe zurückbleibt. Wenn keine Befruchtung stattgefunden hat, so wird zwar auch ein gelber Körper gebildet, der aber schneller wieder verschwindet und an Größe hinter dem der Schwangerschaft zurückbleibt. Erfolgt kein Follikelsprung, so gehen

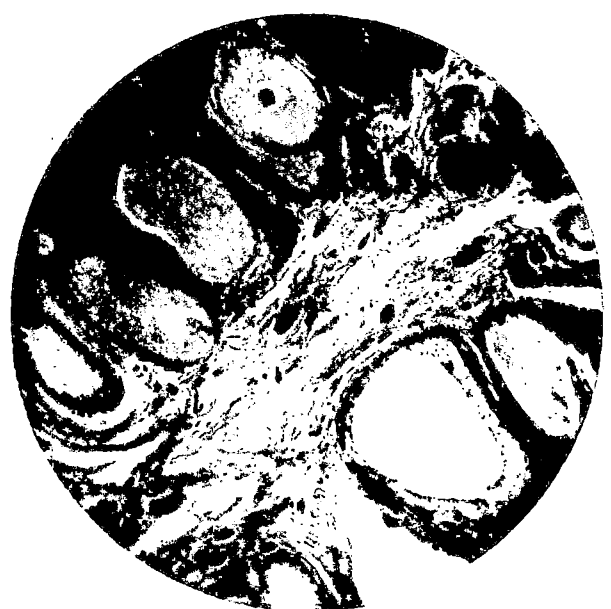

Abb. 9. Ovarium einer Katze. Mikrophotographie.
Zeiss Objektiv A A, Okular 2.

die Graafschen Follikel dadurch zugrunde, daß die innere Schicht der Theca folliculi mächtig zu wuchern beginnt und der Hohlraum mit degeneriertem Follikelepithel ausgefüllt wird. — Als inkretorische Drüse des Ovariums werden nun beim Menschen neben den verschiedenen Corpora lutea diese atretischen Follikel gedeutet, die Corpora lutea atretica, die im Gegensatz zu den aus verschiedenen Zellarten bestehenden gelben Körpern (Theca- und Granulosa-Luteinzellen) hauptsächlich nur aus den gewucherten Innenzellen der Theca folliculi gebildet werden.

Ein anderes Bild als beim Menschen finden wir im Ovar der niederen Säuger, z. B. der Nagetiere. Hier haben wir ein den männlichen Leydigzellen entsprechendes interstitielles Gewebe in

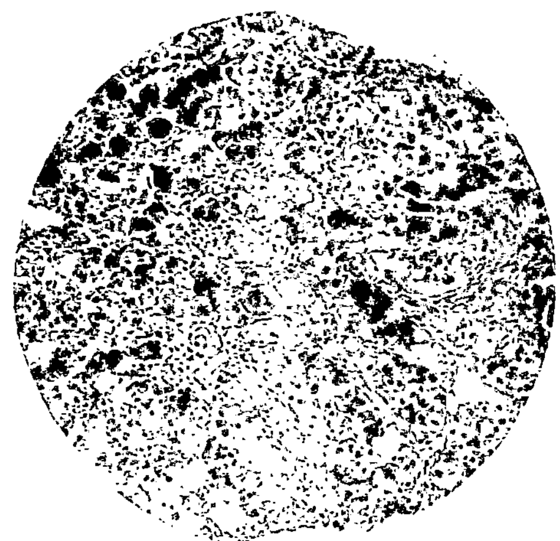

Abb. 10. Ovar eines neugeborenen Kindes.
Mikrophotographie. Zeiss Objektiv A A,
Okular 2.

Form von kompakten Zellsträngen, die zwischen den einzelnen Follikeln das Stroma des Ovariums durchziehen. Auch bei Kindern vor der Pubertät kommen größere Anhäufungen solcher Zwischenzellen vor (Abb. 10). Was bei der reifen Frau und während der Schwangerschaft von einzelnen Forschern als interstitielle Drüse beschrieben wurde, sind nach Simon aber nur die atretischen Follikel, die sich nicht zu kompakten Geweben zusammenschließen, sondern abgegrenzte Nester von Zwischenzellen bilden.

III. Physiologie des Blutes.

Die Zusammensetzung des Blutes ist im gesunden menschlichen Körper in engen Grenzen konstant, sowohl der Zahl der Formelemente als auch der chemischen Zusammensetzung nach. — Wir begnügen uns meistens damit, Durchschnittszahlen für die Blutkörperchen festzustellen, beschäftigen uns mit den Vorgängen bei der Gerinnung, machen chemische Analysen der einzelnen Komponenten des Plasmas, ohne dadurch näheren Aufschluß über die inneren Ursachen dieser Gleichmäßigkeit zu erhalten. Erst dann, wenn bei der Erkrankung des Körpers das normale Bild gestört ist, wird uns die Möglichkeit gegeben, aus dem klinischen Bilde, dem Befunde bei der Sektion aus den Veränderungen des erkrankten Organs indirekt auf seine Mitbeteiligung bei der Regelung der Blutzusammensetzung zu schließen. — Um die Rolle der Blutdrüsen hierbei zu erkennen, steht uns schließlich noch das Tierexperiment zur Verfügung: die operative Entfernung und Ersatz des Funktionsausfalles durch Injektion von bestimmten Extrakten oder Verfütterung der ganzen Drüsen. Der Angriffspunkt der Inkrete für die Regelung des Blutbildes ist die Bildungsstätte der Blutkörperchen: das lymphatische System, Milz und Lymphknoten, für die Lymphozyten, das myeloische, das Knochenmark, für die übrigen Blutzellen. Je nachdem, ob in diesen Organen die Zellteilung gehemmt oder angeregt wird, werden wir Ab- oder Zunahme der einzelnen Formelemente feststellen können.

Ein physiologischer Unterschied besteht schon bei den beiden Geschlechtern in bezug auf die Zahl der roten Blutkörperchen: nach

Nägeli 4,5 Millionen im Kubikmillimeter beim Weibe, 5 Millionen beim Manne. Daß dieser Unterschied durch die innere Sekretion der Keimdrüsen bedingt ist, geht auch daraus hervor, daß nach der Kastration bei Hunden die Zahl der roten Blutkörperchen und damit der Hämoglobingehalt abnimmt. Auch bei menschlichen Kastraten und bei Eunuchoiden (Entwicklungsstörungen mit Atrophie der Keimdrüse) ist sehr oft der Hämoglobingehalt bis auf 75% und weniger vermindert. — Ungeklärt ist noch die Abnahme des Hämoglobingehaltes bei der Chlorose. Ihr Hauptmerkmal ist ein Sinken des Hämoglobingehaltes auf 50—30% bei meistens normaler Erythrozytenzahl, so daß der Färbeindex bis auf 0,3 heruntergeht. Die Störung betrifft also weniger die Zellneubildung als den Aufbau des Hämoglobins und den Eisenstoffwechsel. Nach Falta führt die gesteigerte Tätigkeit des Ovariums in dieser Zeit der Reife zu einer vermehrten Blutneubildung und schließlich zu einer Erschöpfung des Knochenmarks; die guten Heilerfolge, die nach Zufuhr von Eisenpräparaten erzielt werden, würden dafür sprechen, daß es sich in der Tat um einen übergroßen Fe-Verlust bei dieser Erkrankung handelt, nicht aber um eine Störung der Hämatopoese. Die Frage, inwieweit auch noch andere endokrine Drüsen, wie die Nebenniere, Schilddrüse und Milz hierbei beteiligt sind, ist noch nicht einwandfrei gelöst.

Großen Einfluß auf die Regelung des roten Blutbildes hat auch die Schilddrüse. Nach ihrer operativen Entfernung oder Funktionsverminderung bei bestimmten Krankheiten (Myxödem) tritt hochgradige Anämie ein; im ersteren Falle Verminderung der Erythrozyten bis um ein Drittel. Durch Injektion von Glyzerinextrakten aus Kalbs- oder Hammelschilddrüsen sind bei normalen Tieren die Zahlen für die roten Blutkörperchen um 15% und mehr erhöht, ebenso nach Verfütterung ganzer Drüsen; in Schnitten durch das Knochenmark findet man dabei stärkere Blutfülle und vermehrte Zellteilung. —

Ebenso wie das rote, untersteht auch das weiße Blutbild mit der Regelung durch die Inkretion. Da aber schon normalerweise die Zahlen für die einzelnen Leukozyten innerhalb weiter Grenzen schwanken (bis zu 30% der Durchschnittswerte), ist es verständlich, daß die Angaben der einzelnen Autoren hierbei sich oft widersprechen. Nach Nägeli finden wir in 1 cmm Blut etwa 7000 weiße Blutkörperchen (5—10000 nach Blank, mit 25—35% Lymphozyten), von denen 65—70% neutrophile sind, 2—4% eosinophile, 1/2% Mastzellen, 6—8% große einkernige mit Übergangsformen, 20—25% Lymphozyten. — Der Einfluß der Schilddrüse auf das weiße Blutbild ist zuerst bei der Basedowschen Krankheit erkannt worden. In den klassischen Fällen ist die Gesamtzahl der Leukozyten zwar nicht verändert, sie schwanken zwischen 7—10000, dagegen hat sich das prozentuale Verhältnis der neutrophilen zu den Lymphozyten wesentlich verschoben: 41—66% polynukleäre zu 51—26% Lymphozyten (nach 52 Fällen von Klose, Lampé und Liesegang). Diese Lymphozytose bleibt auch nach der operativen Heilung der Krankheit vielfach bestehen, so daß also die veränderte Inkretion der Schilddrüse allein nicht die Ursache für die Hyperfunktion des lymphatischen Systems sein kann. Die in 80 % der Todesfälle nach Basedow gefundene Hyperplasie der Thymus deutet darauf hin, daß hier die Stätte der vermehrten Lymphozytenbildung zu suchen ist. Auch bei Kindern mit Thymushyperplasie finden sich Verschiebungen des Verhältnisses von polynukleären zu Lymphozyten bis zu 24 : 76, das bald nach der Entfernung der Drüse aber auf 62 : 37 zurückging. — Die nach der Ovariotomie gefundene Lymphozytose mit gleichzeitiger Abnahme der polynukleären Leukozyten soll nach den eben zitierten Autoren darauf zurückzuführen sein, daß der hemmende Reiz der Keimdrüsen auf die Thymus, der normalerweise in einer Atrophie dieser Drüse zu Beginn der Pubertät sich äußert, fortfällt. — An die Stelle der Kastration oder der Bestrahlung mit Röntgenstrahlen, die ebenfalls Thymushyperplasie hervorruft, tritt bei der Basedowschen Krankheit der hemmende Einfluß der Hyper- oder Dysfunktion der Schilddrüse, bei Männern an der abnehmenden Libido mit Impotenz, bei Frauen am Aufhören der Menses erkennbar. Daß beide Drüsen voneinander abhängig sind, zeigt sich physiologischerweise schon in der Vergrößerung der Thyreoidea während der Schwangerschaft und der Menstruation (vgl. Kapitel VIII).

Wir haben hier zum ersten Male ein Beispiel für die gegenseitige Beeinflussung der Drüsen mit innerer Sekretion; schematisch. auf diesen besonderen Fall der Regelung des weißen Blutbildes angewandt, würden wir zu dem folgenden Zusammenhang kommen:

Schilddrüse ———→ Keimdrüse · ·——→ Thymus ——···—→ Blut.

Das zweite lymphatische Organ, die Milz, scheint unter dem Einfluß der Nebenniere zu stehen. Eine halbe Stunde nach der Injektion des Inkretes der Marksubstanz, des Adrenalins, steigt die absolute Zahl der weißen Blutkörperchen auf 22 000 an mit gleichzeitiger geringer Vermehrung der Lymphozyten (Port-Brunow); gleichzeitig nehmen die eosinophilen Zellen ab, selbst wenn vorher eine künstliche Eosinophilie, z. B. nach Injektion von Extrakten aus Darmparasiten, Ascariden, erzeugt worden war. Im weiteren Verlauf des Versuches nehmen die polymorphkernigen weiter an Zahl zu, die Lymphozyten ab; Milzexstirpation macht die Adrenalineinspritzung unwirksam. — In jüngster Zeit ist ein Antagonismus von Schilddrüse und Milz in bezug auf die Regelung der Zellneubildung im Knochenmark beschrieben worden. Aus älteren Versuchen war schon bekannt, daß schilddrüsenlose Tiere im Gegensatz zu normalen selbst bei längerem Aufenthalt in großen Höhen keine Vermehrung der Erythrozytenzahl zeigen und auch auf die Injektion des Serums von anämischen Tieren nicht reagieren, das bei normalen Tieren die Tätigkeit der blutbildenden Organe bedeutend steigert. Nach Dubois soll künstliche Anämie von so operierten Tieren schlechter wieder ausgeglichen werden, als von gesunden; dagegen schneller von milzlosen, bei denen sogar eine Vermehrung des Hämoglobingehaltes über die Norm beobachtet wurde, die auch bei der einfachen Milzentfernung bei gleichzeitigem Anstieg der Zahl der roten Blutkörperchen eintritt.

Der Einfluß der inkretorischen Drüsen auf das Blutbild läßt sich also kurz dahin zusammenfassen: Anregung des myeloischen Systems durch die Schilddrüse, des lymphatischen und myeloischen durch die Nebenniere. Hemmung des lymphatischen (Thymus) durch die Keimdrüsen.

Tabelle I.
Blutbild bei veränderter Inkretion.

Krankheit	Rote Millionen	Weiße Millionen	Poly-nukleäre %	Lympho-zyten %	Beobachter
Normal	4,5—5	7000	65—70	20—25	Nägeli
Myxödem und Thyreoprive	3,5	6—7000	62,6	32,4	Falta
			eosinophile 6 %		
Basedow	5	7—10000	41—66	26—51	Klose u. a.
Thymushyperplasie: Kind .	5	18000	24	76	,, ,, ,,
Hund, normal.	7	19000	69	22	Port-Brunow
Hund, Ovariotomie nach 2,5 Monaten	5,9	28000	55	40	Klose u. a.
Injektion von 5 mg Adrenalin; nach ¹/₂ Stunde	—	21800	68 (14700)	26 (5600)	Port-Brunow
,, 33 Stunden . . .	—	41600	89 (36900)	9 (3900)	,,

Die Zusammensetzung des Blutplasmas ist eine Funktion sämtlicher Körperzellen und selbstverständlich auch von der Inkretion der Blutdrüsen abhängig. Die Regelung des Blutzuckergehaltes, der anorganischen Salze, der nicht kolloiden anderen Verbindungen usw. soll im Kapitel »Stoffwechsel« besprochen werden. An dieser Stelle sei eingefügt, was wir über die Abhängigkeit der Blutgerinnung von der inneren Sekretion wissen. Nach einer zurzeit viel umstrittenen Theorie ist die Vorstufe des Blutgerinnsels ein Eiweißkörper, das Fibrinogen, das sich mit dem Fibrinferment erst zum Fibrin verbindet. Das Ferment selbst, das Thrombin ist im fließenden Blute als Vorstufe, dem Prothrombin enthalten, das erst durch Kalziumionen aktiviert wird, und das selbst wieder aus zwei Vorstufen entsteht, dem Thrombogen und der Thrombokinase. Durch Beeinflussung der einzelnen Faktoren kann die Gerinnung verzögert oder beschleunigt werden. So haben die Epithelkörperchen eine große Bedeutung für den Kalkstoffwechsel des Organismus; nach ihrer Entfernung verarmt der Körper an Kalzium, da er das mit der Nahrung zugeführte nicht mehr assimilieren kann. Bei der Tetanie, dem bei ihrem Ausfall eintretenden Krankheitsbilde, ist darum auch die Gerinnungszeit des Blutes verlängert, da der Aktivator für das Thrombin fehlt. Als Bildner der Thrombokinase sollen die Blutplättchen in Betracht kommen (Morawitz), durch deren Zerfall sie frei wird. Ihre Bildungsstätte ist das Knochenmark, nicht, wie vielfach angenommen wird, die Milz (Nägeli). In diesem lymphatischen Organ ist zwar oft die Ansammlung von Blutplättchen beschrieben worden; sie werden hier aber nur zurückgehalten und zerstört, denn nach Milzexstirpationen ist ihre Zahl im Blute nicht verändert. In jüngster Zeit hat Stephan seine Untersuchungen mitgeteilt über die Gerinnungsbeschleunigung des Blutes durch Serum solcher Patienten, deren Milz mit Röntgenstrahlen bestrahlt war. Er glaubt durch diese Behandlung eine direkte Vermehrung des Gerinnungsfermentes durch den reticulo-endothelialen Anteil der Milz nachgewiesen zu haben im Sinne einer echten Inkretion. Nach den oben mitgeteilten Forschungsergebnissen können wir uns jetzt auch diese Beschleunigung einfacher so erklären, daß entweder durch die Bestrahlung die Zerstörung der Blutplättchen in der Milz gehemmt wird, so daß diese wie nach Milzexstirpationen wieder zahlreicher im Blute erscheinen und gerinnungsbeschleunigend wirken können, oder daß durch den Zerfall von Lymphozyten ähnlich wie bei der Bestrahlung von Tumoren thromboplastische Substanzen frei werden (Szenes). Beispiele für die hemmende Wirkung der Röntgenstrahlen auf die Tätigkeit der verschiedensten Organe bietet ja dieser Zweig der Therapie genug, so daß also auch in diesem Falle eine inkretorische Rolle der Milz bei der Thrombinbildung nicht zwingend angenommen zu werden braucht. —

Gerinnungsverzögerung finden wir physiologischerweise während der Menstruation; auch Extrakte aus jungen Eierstöcken haben diese Eigenschaft; dagegen nicht mehr nach der Menopause. Ob hierbei die gerinnungshemmende Substanz von den Graafschen Follikeln erzeugt wird oder die Beeinflussung des thromboplastischen Systems über die Schilddrüse zustande kommt, deren Entfernung nach Yamada (oder veränderte Funktion beim Basedow in 43 % der Fälle nach Blank) antagonistisch zur Milz die Blutgerinnung verzögern soll, muß durch weitere Untersuchungen geklärt werden. Die von demselben Forscher beschriebene Beschleunigung der Blutgerinnung nach Milzexstirpation kann ebenso wie die Blutstillung bei hämorrhagischer Diathese und Icterus haemolyticus nach operativer Entfernung der Milz dadurch erklärt werden, daß, wie wir oben sahen, die Zerstörung der Blutplättchen eingeschränkt wird, und diese in größerer Zahl im Blute auftreten. Die gerinnungshemmende Wirkung ist also nicht, wie es Y. im Sinne Ashers will, auf eine chemische Inkretbildung der Milz zurückzuführen, sondern kann auch mit Hilfe morphologischer Bilder erklärt werden.

Unsere bisherigen Kenntnisse über den Einfluß der inneren Sekretion auf die Blutgerinnung können wir dahin zusammenfassen, daß die Epithelkörperchen sie indirekt auf dem Wege über den Kalziumstoffwechsel fördern, daß aber die Milz kein auf andere Organe als Hormon wirkendes Inkret oder Gerinnungsfermente erzeugt, sondern nur durch Zerstörung der Blutplättchen gerinnungshemmend wirkt.

Den Einfluß der Keimdrüsen auf die Zusammensetzung des Blutbildes haben wir bereits besprochen; neuere Arbeiten, die sich mit der Senkungsgeschwindigkeit der roten Blutkörperchen beschäftigten, haben auch hierbei wieder geschlechtsspezifische Unterschiede aufgedeckt, da im männlichen Blute die Erythrozyten sich langsamer senken als im weiblichen (Fahraeus), bei dem wieder in der Schwangerschaft eine größere Senkungsgeschwindigkeit beobachtet wird als bei normalen Frauen. Weiteren Untersuchungen muß es vorbehalten bleiben, durch Exstirpation der Keimdrüsen den Beweis zu erbringen, daß es sich hierbei wirklich um inkretorische Einflüsse handelt, welche die Zusammensetzung des Blutplasmas in bestimmter Weise regeln. — Daß solche Einflüsse bestehen, beweist auch der verschiedene Viskositätskoeffizient, der für Männer 4,798 (für Wasser von 38° = 1), für Frauen 4,516 beträgt (Determann), und ferner die wechselnde Gesamtblutmenge: beim männlichen Geschlechte 1/11,5, beim weiblichen 1/13 des Körpergewichtes (Kottmann).

IV. Der Kreislauf des Blutes.

Die Verteilung des Blutes im Körper ist von zwei Faktoren abhängig: der Tätigkeit des Herzens und der Spannung der peripheren Gefäße; beide werden durch die innere Sekretion beeinflußt. — Die Herzkontraktion selbst wird wieder von zwei getrennten Systemen geregelt: einmal von den in ihm selbst liegenden automatischen Zentren, dem Sinus- und Atrioventrikularknoten (Keith-Flack und Aschoff-Tawara), zweitens von Gehirnzentren, die es auf dem Wege über den Nervus vagus und den Nervus accelerans als Zweig des Sympathikus beherrschen. Bei lebenden Warmblütern bedingt die Reizung des Vagus Hemmung der vier Grundfunktionen: Verlangsamung der Schlagfolge, Verminderung des Schlagvolumens, verminderte Reizfähigkeit und verminderte Reizleitungsmöglichkeit (negative chronotrope, inotrope, bathmotrope und dromotrope Wirkungen). Reizung des Sympathikus hat die entgegengesetzten Folgen, positive, fördernde Wirkungen auf die Herztätigkeit. Beide Systeme, sowohl das periphere, wie das autonome sind durch Inkrete beeinflußbar, und vor allem ist bei diesen Vorgängen die Wirkung des Nebennierenhormons, des Adrenalins, eingehend studiert worden. Wenn man ein überlebendes Warm- oder Kaltblüterherz mit Ringerlösung durchspült, so beobachtet man nach Zusatz geringer Mengen von Adrenalin eine schnelle Zunahme der einzelnen Kontraktionen und Beschleunigung des Herzschlages.

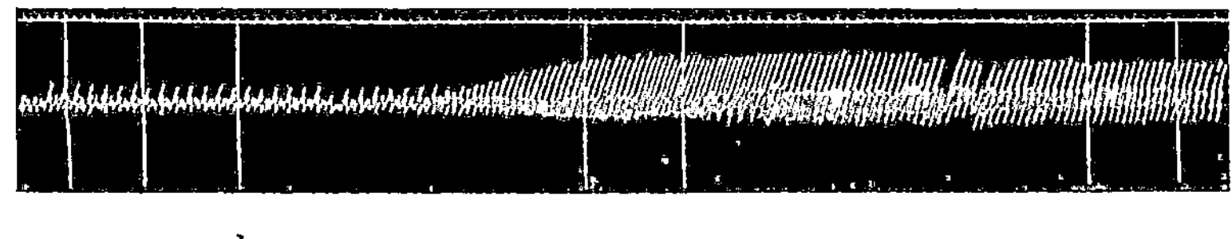

a   b

Abb. 11. Katzenherz mit verdünntem, defibriniertem Blute desselben Tieres durchspült. Bei a—b Injektion von 0,3 ccm 10 % Nebennierenextraktes. 30 Sekunden nach der Injektion Zunahme der Herzschläge von 78 auf 96 in der Minute; Ausschlag des Schreibhebels von 3,5 mm auf 9,5 mm gewachsen. Nach Gottlieb.

Die erregende Wirkung des Adrenalins ist so stark, daß man auch nach diastolischem Stillstande des überlebenden Herzens und nach Vergiftungen mit Kaliumsalzen, Narkosen mit Chloroform oder Chloralhydrat nach intravenöser Injektion von Bruchteilen eines Milligramms Adrenalin wieder regelmäßige Kontraktionen hervorrufen kann. Neben dieser positiven chronotropen und inotropen Wirkung übt es auch einen fördernden Einfluß auf die Reizleitungsgeschwindigkeit und die Reizbarkeit des Herzmuskels aus. Normalerweise werden die vom Sinusknoten ausgehenden Impulse den Rhythmus der Vorhof- und Kammerkontraktionen beherrschen, zwischen denen eine kurze Pause eingeschaltet ist, da der Reiz zuerst die Vorhofsmuskulatur erregt, eine kurze Zeit lang im Atrioventrikularknoten (Aschoff-Tawara) aufgehalten wird und dann erst auf dem Wege über das Kammerbündel die übrige Herzmuskulatur erregt. Bei Zusatz von Adrenalin wird diese Pause verkürzt, Vorhof- und Kammerkontraktion folgen schneller aufeinander, in der aufgezeichneten Kurve am Verschwinden der zweiten, kleineren Zacke erkennbar; das Leitungsvermögen für die Reize, die von den Knoten ausgehen, ist also erhöht.

Auch die automatischen Zentren des Herzens selbst können direkt durch Adrenalin erregt werden. Wenn man den Sinusknoten operativ entfernt oder durch starke Abkühlung mit Kohlensäureschnee ausschaltet, tritt ein neuer Herzrhythmus auf, der atrio-ventrikulare; Vorhof und Kammer ziehen sich jetzt gleichzeitig zusammen, da die Anregung zur Kontraktion nur noch vom Atrioventrikularknoten ausgeht. Läßt man bei dieser Versuchsanordnung Adrenalin auf das isolierte Herz einwirken, so wird diese Schlagfolge beschleunigt, also ein Beweis dafür, daß der Aschoff-Tawarasche Knoten direkt erregt wird. — Als die Wirkung der Nebennieren auf die Herztätigkeit zuerst geprüft wurde, glaubte man die positiven Einflüsse durch direkte Einwirkung auf die Herzmuskulatur erklären zu können; wir sind aber jetzt zu der Erkenntnis gelangt, daß die Angriffspunkte dieses Hormons die Endigungen des Nervus sympathicus sein müssen, wie englische Forscher (Brodie und Dixon) annehmen die Verbindungsstelle zwischen Nerven und Muskelfibrille, das „myo-neural junction tissue", nach Langley ein Bestandteil der „rezeptiven" Substanz der Zellen, welche auf chemische und nervöse Reize reagiert und dadurch wieder den zweiten Zellbestandteil, die „Hauptsubstanz", den Träger der Kontraktion und des Stoffwechsels der Zelle direkt beeinflußt. Diese Lehre erfährt dadurch eine Stütze, daß nach Ausschaltung der peripheren Sympathikusendigungen durch Apokodein oder Ergotoxin das Adrenalin selbst in größeren Dosen keinen Einfluß mehr auf das lebende Warmblüterherz ausübt, und daß nach längerer Vorbehandlung mit Atropin Adrenalininjektionen bei Kindern nicht dieselbe blutdrucksteigernde Wirkung mehr ausüben wie bei den Kontrollen (Schiff und Bálint). — Ein weiterer Beweis für diese Auffassung ist der wiederholt bestätigte Befund, daß Herzen von 2—3 Tage alten Hühnerembryonen, die noch keine sympathischen Nervenelemente enthalten, durch

Adrenalinzusatz nicht zu vermehrter Kontraktion angeregt werden können; erst nach 5—7 Tagen, wenn auch im mikroskopischen Bilde das Auftreten dieser Nervenfasern beobachtet wird, ist es für das Nebennierenhormon empfänglich. — Man hat auch nach Beweisen für eine direkte Einwirkung des Adrenalins auf die in die Herzmuskulatur eingelagerten Ganglienzellen gesucht und führte hierzu die Beobachtung an, daß nach Anlegen der dritten Stanniusschen Ligatur, wenn also die ganglienzellenfreie Herzspitze von der übrigen Kammer abgetrennt ist, auch Adrenalin die Spitze nicht mehr zur Kontraktion zu bringen vermag, während der Rest der Kammer weiterschlägt. Man kann aber hierbei im Sinne der oben angeführten Theorie ebensogut annehmen, daß auch hier keine sympathischen Nervenendigungen mehr vorhanden sind, sondern die Erregungsleitung zu den Muskelfibrillen der Herzspitze über das Hissche Bündel erfolgt, das jetzt durch die Ligatur abgeschnürt ist. — Eine andere Stütze für die Theorie der Adrenalinwirkung auf die Sympathikusendigungen ist die völlige Übereinstimmung der Elektrokardiogramme, die man bei Reizung des Nervus accelerans am lebenden Tiere und bei der Einwirkung von Adrenalin auf das überlebende Säugetierherz erhält.

So rein wie sich die Adrenalinwirkung am isolierten Warm- und Kaltblüterherzen äußert, kann sie am lebenden Tiere nicht zur Darstellung gebracht werden. Bei intravenöser Injektion zeigt das Plethysmogramm des Herzens nicht die zunehmende Kontraktion und Beschleunigung der Schlagfolge, sondern gerade das Gegenteil, eine Verzögerung des Pulses mit Abnahme des Schlagvolumens. Erst 15 Minuten nach der intravenösen Injektion von 0,2 mg Adrenalin

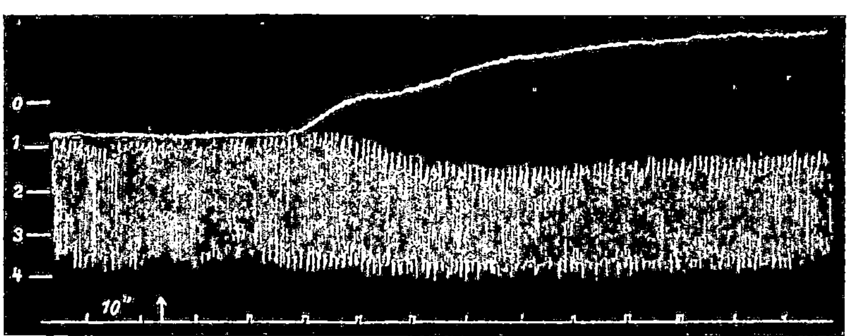

Abb. 12. Herzplethysmogramm eines Kaninchens bei einer Infusion von 0,0032 mg Adrenalin pro Minute und kg Körpergewicht. Bei beginnender Infusion geringe Abnahme der Schlagvolumina und der Frequenz von 230 auf 220 in der Minute. — Obere Kurve Blutdruckschreibung mit Quecksilbermanometer. — Nach Trendelenburg.

in eine Katze ist das Schlagvolumen bei regelmäßiger und beschleunigter Schlagfolge vergrößert (Biedl). Eine Erklärung für diese paradoxe Erscheinung gibt die durch die Blutdrucksteigerung reflektorisch ausgelöste Erregung des Vaguszentrums, da nach dessen operativer (nach Durchtrennung des Nerven) oder pharmakologischer Ausschaltung (z. B. der hemmenden Vagusendigungen im Herzen durch Atropin) sofort die beschleunigende Wirkung des Adrenalins einsetzt.

Ebenso wie aus dem Nebennierenmark das Adrenalin hat man aus der Rinde eine Verbindung in größeren Mengen isolieren können, das Cholin, dessen Wirkung auf die Herztätigkeit dem ersteren völlig entgegengesetzt ist. Cholin wirkt auf die hemmenden Fasern des Vagus, also verlangsamend auf die Schlagfolge, verkleinernd auf die Kontraktionsgröße, verringernd auf die Reizleitungsfähigkeit und Reizempfänglichkeit. Es ist aber nicht wie das Adrenalin ein spezifisches Produkt der Nebennieren, sondern ist auch in verschiedenen anderen Organen: Milz, Pankreas, Leber, Muskeln, Nieren und Lungen nach-

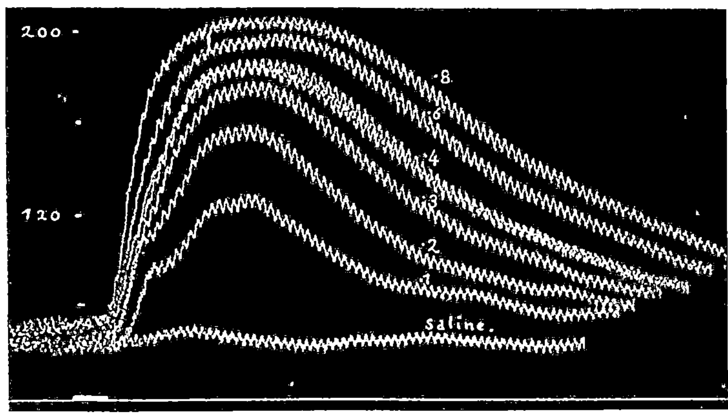

Abb. 13. Blutdruck in der Carotis einer enthirnten Katze gemessen. — Die Zunahme ist proportional der injizierten Adrenalinmenge. — Standardlösung 0,0025 %. Unterste Kurve Kochsalzinfusion ohne Wirkung; dann 0,1 ccm der Lösung. Nach Zurückdrehen des Kymographions wurden 0,2 ccm intravenös injiziert, dann 0,3 usw. bis 0,8 ccm. Als letzte Dosis wieder 0,4 ccm, wobei die Kurve mit der ersten von 0,4 ccm zusammenfiel. — Auf der Ordinate Blutdruck in mm Quecksilber. — Nach Elliot.

gewiesen worden. — Ein Inkret mit Herzwirkung erzeugt auch die Hypophyse. Frische Extrakte aus dem mittleren Lappen, der sich bei Ochsen leicht präparativ abtrennen läßt, oder Pituitrin, ein daraus hergestelltes Präparat, der Durchspülungsflüssigkeit überlebender Herzen zugesetzt, verringern die Schlagzahl, vergrößern aber die einzelnen systolischen und diastolischen Ausschläge unabhängig von der Konzentration (1 : 300 bis 1 : 10000). Dieselbe Wirkung erhalten wir am lebenden Tier; doch handelt es sich bei der Herabsetzung der Pulsfrequenz nicht um eine Beeinflussung des Vagus, da auch nach der Durchtrennung beider Äste noch dieselbe Wirkung eintritt. Die Angriffsstelle ist hierbei die Herzmuskulatur selbst. Die Pulsvergrößerung wurde auch bei Einwirkung von Hypophysenoptonen (vollständig durch

Autolyse abgebauten Drüsen) auf Froschherzen beobachtet, aber nicht die typische Pulsverlangsamung der Mittellappenextrakte (Abderhalden und Gellhorn). Auch nach Schickele verhalten sich Extrakte aus ganzen Drüsen anders als die des mittleren Lappens oder des isolierten Pituitrins; es scheint, daß sich hierbei verschiedene Hormone gegenseitig in ihrer Wirksamkeit beeinflussen, da alkoholische Extrakte aus dem Vorderlappen allein ebenfalls Pulsverlangsamung mit gleichzeitiger Zunahme der Pulsgröße hervorrufen.

Mit der Herzwirkung des Adrenalins und der Hypophysenpräparate ist gleichzeitig auch eine Blutdrucksteigerung verbunden. Teils ist diese die direkte Folge der verstärkten Kontraktion, teils ist sie auf direkte Beeinflussung der glatten Gefäßmuskulatur, Kontraktion mit Verengerung der Gefäße, zurückzuführen. — Die gefäßverengernden Nerven, die zum größten Teil, mit Ausnahme der Äste für die Kranzarterien des Herzens und die Gefäße der Wangenschleimhaut, aus dem Brustteil des Rückenmarks entspringen, verlaufen in sympathischen Bahnen. Ihre Antagonisten, die Vasodilatatoren, verlaufen oft in demselben Nervenstamm, entspringen aber aus anderen Wurzeln des Rückenmarks und gehören meistens dem parasympathischen System an, das im Mittelhirn, der Medulla oblongata und im Sakralmark seinen Ursprung hat. Entsprechend seiner Einstellung auf die sympathischen Nervenendigungen des Herzens, wirkt Adrenalin auch hier wieder auf die von den Endfasern des Sympathikus versorgten Vasokonstriktoren. Man kann seine Wirkungen an den verschiedensten Präparaten nachweisen, so an dezerebrierten Katzen, die leicht auf Injektionen reagieren, ohne daß zentrale Hemmungen das Bild verwischen.

Am meisten wird das von Laewen-Trendelenburg angegebene Froschgefäßpräparat angewandt: an einem enthaupteten Frosche wird die Bauchaorta und -vene präpariert; beide werden nach Unterbindung der Nierengefäße durchschnitten und mit feinen Glaskanülen verbunden. Die Aorta steht dadurch in Verbindung mit einer hochgestellten Flasche, aus der unter konstantem Druck ständig Ringerlösung herausfließt, die in bestimmter Tropfenzahl, etwa 30—40 in der Minute bei einer mittelgroßen Rana esculenta, wieder aus der Bauchvene herausfließt. Setzt man der Durchspülungsflüssigkeit Adrenalin hinzu, so nimmt die Zahl der Tropfen plötzlich ab, ein Zeichen ·dafür, daß die Gefäße sich verengert haben. Man hat mit Hilfe dieser Methode Adrenalin noch in Verdünnungen von 1 : 400 Millionen nachgewiesen (Trendelenburg), also in Mengen von 0,0000025 mg im Kubikzentimeter. — Die beiden Nebennieren eines Kaninchens geben in der Minute pro kg Körpergewicht etwa 0,0002 mg Adrenalin an das Blut ab, so daß nach Trendelenburg die Konzentration im strömenden Blut etwa 1 : 1 Milliarde beträgt. Da nach ihm die im Tierversuch gefundene, den Blutdruck eben nicht mehr beeinflussende Menge Adrenalin aber einer Infusionsgeschwindigkeit von 0,001 bis 0,0005 mg pro kg und Minute entspricht, so glaubt er dem Adrenalin die von anderen Autoren behauptete Eigenschaft, die Gefäßmuskulatur durch dauernde Erregung in steter Spannung zu erhalten, absprechen zu müssen. — Im lebenden Körper wird aber die Adrenalinwirkung noch durch die verschiedensten anderen Hormone (Hypophyse, Schilddrüse) unterstützt und gefördert, so daß man sich vorstellen kann, daß hierbei viel geringere Mengen als im reinen Adrenalinversuch am Tiere dauernd den Tonus der glatten Gefäßmuskulatur in einer gewissen Spannung erhalten können. Aber auch wenn man annimmt, daß die geringen Konzentrationen nicht ausreichen, um allein die Gefäßspannung zu bedingen, kann man die Adrenalinwirkung damit erklären, daß es die Aufgabe hat, die Empfänglichkeit der sympathischen Nervenendigungen für zentrale oder periphere Reize zu steigern, wie wir es auch bei Schilddrüsenpräparaten am Vagus kennen lernen werden. Der Beweis dafür, daß Adrenalin nicht allein und direkt den Gefäßtonus erzeugt, ergibt sich auch schon aus dem allmählichen Abfall des Blutdrucks nach operativer Entfernung der Nebennieren, ohne daß hierbei der Tonus der Gefäßmuskulatur vollständig schwindet; die schnellere Abnahme bei dezerebrierten Katzen weist ebenfalls auf den gleichzeitigen Einfluß der Gehirnrinde hin. Wenn man einen groben Vergleich wählen will, kann man sich die Wirkung des Adrenalins in den kleinen physiologisch wirksamen Mengen nach Art eines Schmiermittels vorstellen, das an der Myo-neural-Verbindungsstelle den Widerstand vermindert, den das Muskelprotoplasma den vom Sympathikus zuströmenden Reizen entgegensetzt.

Für ein anderes Hormon, ein aus der Schilddrüse gewonnenes Jodeiweißpräparat, das Jodthyreoglobulin, hat Oswald direkt die Erhöhung der nervösen Erregbarkeit der Gefäßmuskulatur nachgewiesen. Reizte er bei einer narkotisierten Katze die freigelegten Nervi vagi mit einem Induktionsstrome, so sank der Blutdruck bei 175 mm Rollenabstand der Sekundärspule um 15 mm ab; injizierte er nun 30 ccm einer 2,5 % Lösung von Jodthyreoglobulin, so erhielt er bei derselben Reizschwelle einen Blutdruckabfall um 33 mm.

Gleichzeitig wurde auch die Ansprechbarkeit des Sympathikus erhöht. Während ½ ccm einer Adrenalinlösung 1 : 1000 bei einem 2750 g schweren Kaninchen den Blutdruck um 36—42 mm für die Dauer von 55—75 Minuten erhöhten, war der Effekt nach Injektion von 6 ccm Jodthyreoglobulinlösung 40—56 mm während 80—107 Sekunden. — Dieselbe Wirkung wurde schließlich auch nach Verfütterung von ganzen Schilddrüsen beobachtet (Santesson). — Diese unspezifische Wirkung der Schilddrüsenpräparate auf die verschiedenen Nerven erklären auch die gesteigerte nervöse Erregbarkeit, wie sie beim Menschen nach reichlicher Zufuhr von Schilddrüsentabletten und bei der Basedowschen Krankheit beobachtet wird und umgekehrt auch die verminderte Ansprechbarkeit auf nervöse Erregungen bei operativer Entfernung der Schilddrüse oder bei den stupiden Krankheitsbildern der Hypofunktion, dem Myxödem. — Ebenso bedingt der Ausfall des Nebennierenhormons eine starke Herabsetzung des Blutdruckes, wie bei der schon erwähnten operativen Ausschaltung; beim Menschen tritt sie bei der Addisonschen Krankheit und in einzelnen Fällen von angeborener Unterentwicklung der Nebenniere im klinischen Bilde durch die anormale, geringe Gefäßspannung in Erscheinung. — Ferner tritt nach der operativen Entfernung der Keimdrüsen eine Verminderung des Blutdruckes ein, von der aber noch nicht feststeht, ob sie durch den Ausfall der Keimdrüsenhormone oder durch eine Funktionsverminderung der Nebenniere bedingt ist. Zwar findet man nach intravenöser Injektion ihrer Extrakte Blutdrucksteigerung, doch wird diese von verschiedenen Seiten auf intrakapillare Gerinnungserscheinungen zurückgeführt.

Gesteigerte Adrenalinwirkung, z. B. bei künstlicher Reizung des Nervus splanchnicus oder vermehrten zentralen Impulsen, muß auch die Blutverteilung in den einzelnen Gefäßbezirken verändern, da ja durch die stärkere Kontraktion der Gefäßmuskulatur das Blut vor allem aus den Kapillaren herausgedrängt wird. Hier wird nun dadurch ein sinnreicher Aus-

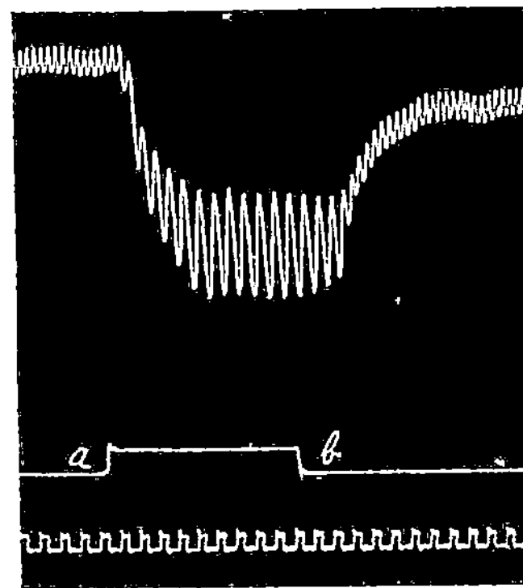

Abb. 14. Blutdruck nach Vagusreizung an einer Katze; links vor, rechts nach der Injektion von Jodthyreoglobulin. — $a—b$ = Dauer der Reizung. — Nach Oswald.

gleich geschaffen, daß nicht alle Gefäße gleichmäßig stark auf Adrenalinzufuhr mit Zusammenziehung der glatten Muskulatur reagieren. Während die Arterien der Haut, Nieren, Leber und Schleimhaut, besonders der Nase, besonders empfindlich für kleinste Adrenalinmengen sind, werden die Gefäße des Gehirns, der Lungen, der Extremitäten und der Koronararterien des Herzens nicht so leicht erregt, so daß bei erhöhter Adrenalinzufuhr das Blut aus der Haut und den großen Bauchdrüsen in das Gehirn, die Extremitäten und die Kranzgefäße des Herzens abfließt. Hypophysenpräparate wirken in einzelnen Gefäßgebieten antagonistisch zum Adrenalin, gefäßerweiternd besonders

auf die Nierenarterien. Man nahm einige Zeit lang an, daß die Inkrete der Hypophyse antagonistisch zum Sympathicus auf den Vagus
und das parasympathische System wirken sollten. Da aber auch nach
Durchtrennung des ersteren die Hypophysenwirkung eintritt, muß man
eine direkte Beeinflussung der Herz- und Gefäßmuskulatur annehmen,
wie wir sie später auch wieder bei einer anderen glatten Muskulatur,
dem Uterus, antreffen werden.

Nach häufiger Anwendung großer Dosen von Adrenalin findet man
bei den Versuchstieren bestimmte Schädigungen der Blutgefäße. So
wurden nach wiederholter Injektion von 0,001 mg an der Innenfläche
größerer Gefäße, besonders der Aorta, etwa stecknadelkopfgroße, weiße
Herde beschrieben, die auf eine krankhafte Veränderung der Gefäßwand hindeuteten, und die im histologischen Bilde als Zellzerfall mit
fettiger Entartung und Verkalkung der Intima erschienen; daneben
sind auch die elastischen und muskulösen Anteile der Gefäßwand ge-
schädigt. Diese Arterienveränderung (Atherom) ist wohl hauptsächlich
auf mechanische Ursachen zurückzuführen, den mehr als das doppelte
bei diesen Injektionen betragenden Blutdruck in den Hauptarterien
nach der Verengerung der peripheren Gefäße (Leersum und Rasses).
Wie weit hierbei auch chemische Veränderungen durch das Adrenalin
selbst eine Rolle spielen, ist noch nicht einwandfrei geklärt. — Solche
pathologischen Veränderungen der Arterienwand treffen wir auch bei
dem physiologischen Altern der Gefäße an und bei vielen Erkrankungen, die mit einem abnorm hohen Blutdruck verbunden sind, so
daß die Annahme nahe liegt, daß es sich auch hierbei um die Folge
der dauernden Einwirkung des Adrenalins während des Lebens handelte.

Die gesamte Wirkung der Inneren Sekretion auf den Kreislauf
läßt sich kurz dahin zusammenfassen, daß Nebenniere und Schilddrüse indirekt durch Erhöhung der Erregbarkeit der Nervenendigungen, die Inkrete der Hypophyse direkt Herz- und Gefäßmuskulatur
beeinflussen.

V. Atmung und Stimmbildung.

Während die Spannung der Gefäßmuskulatur durch Adrenalin gesteigert wird, nimmt diejenige der kleinsten Bronchien der Lungen
schon bei Verdünnungen von 1 : 3 Millionen ab. Man hat von dieser
Eigenschaft therapeutischen Gebrauch gemacht, um abnorme Span-
nungszustände der Bronchien (Asthma) zu beseitigen. — Dieser paradoxe Befund wird dadurch erklärt, daß der Tonus der Bronchialmuskulatur im Tierversuch ebenfalls durch Reizung des Halssympathikus
herabgesetzt wird, während Vagusreizung ihn erhöht; die Adrenalinwirkung ist also auch hier wieder der Sympathikusfunktion gleich-
gerichtet. Ein anderes Beispiel für eine solche Tonusverminderung
ist die Ösophagusmuskulatur, die an überlebenden Streifen nach Zusatz von Adrenalin zur umgebenden Ringerlösung erschlafft, ebenso
wie am lebenden Tiere nach elektrischer Reizung des Sympathikus. —

Schilddrüsenextrakte haben die entgegengesetzte Wirkung; sie erhöhen den Tonus der Bronchialmuskulatur. — Man hat dem Adrenalin auch eine direkte Einwirkung auf das Atemzentrum im verlängerten Mark zugeschrieben, da nach intravenöser Injektion die Atemzüge flacher werden, an Zahl allmählich abnehmen, und da bei großen Dosen sogar Atemstillstand eintritt. Doch kann diese Erscheinung auch zwanglos durch die bessere Blutzirkulation erklärt werden, die eine Abnahme des Kohlensäuregehaltes des Blutes und damit einen geringeren Reiz auf das Atemzentrum bedingt. Auch die nach Injektionen von Pituitrin beobachtete Abflachung der Atmung mit Frequenzabnahme bis zum Atemstillstand findet auf dieselbe Weise eine Erklärung, ohne daß man eine direkte Einwirkung auf die Endigungen der Atmungsnerven anzunehmen braucht.

Die Höhe der Stimme hängt anatomisch von der Länge und Spannung der Stimmbänder ab, die wieder durch den Bau des Kehlkopfes ihre Form erhalten. Der normale männliche Kehlkopf hat eine vordere Höhe von 7 cm, eine größte Breite von 4 cm und am unteren Rande des Schildknorpels eine Tiefe von 3 cm; beim Weibe sind die entsprechenden Zahlen 4,8 — 3,5 — 2,4 cm. Die männliche Stimmritze ist im Mittel 2,5, die weibliche 1,5 cm lang. Diese Geschlechtsunterschiede sind vor der Pubertät noch nicht ausgeprägt, da der kindliche männliche und weibliche Kehlkopf gleich schnell wachsen. Während der Geschlechtsreife beginnt aber die Stimmritze des Knaben sich schnell innerhalb eines Jahres um das Doppelte ihrer ursprünglichen Länge zu vergrößern, während die weibliche nur um das Anderthalbfache langsamer zunimmt; hiermit ist die bekannte Mutation der Stimme während der Pubertät des Knaben verbunden. Mit zunehmendem Alter beginnt der knorplige Kehlkopf zu verknöchern und die Muskulatur zu schwinden, so daß um das 50.—60. Lebensjahr bei Männern ein zweiter Stimmwechsel, die Altersmutation, eintritt. — Daß die Reifeveränderungen unter dem Einfluß der männlichen Keimdrüse zustande kommen, beweist das Ausbleiben des Stimmwechsels nach Entfernung der Testes vor der Pubertät. Der Kehlkopf solcher Kastraten wächst zwar weiter, aber nicht in dem schnellen Tempo des normalen Mannes; auch verknöchert er nicht und hat bei seiner relativen Kleinheit in der großen Mundhöhle des meist überlangen Eunuchen einen sehr guten Resonanzboden. Die Stimme bleibt hoch wie die eines Kindes, und man hat von dieser Eigenschaft bis in die dreißiger Jahre des vorigen Jahrhunderts hinein Gebrauch gemacht, um Sopransänger zu gewinnen. — Auch bei Verstümmelung der männlichen Keimdrüsen nach Kriegsverletzungen hat man Höherwerden der Stimme beobachtet; durch Implantation neuer Testes wurde aber bald die alte Tiefe wieder erreicht (Lichtenstern). Statistische Untersuchungen von Bernstein und Schläper ergaben, daß auf 1061 männliche Stimmen 188 Tenöre und 873 Bässe entfielen; auf 1035 weibliche Stimmen 151 Altstimmen und 864 Soprane, so daß also etwa 82% der Männer und 84% der Frauen eine geschlechtsspezifische Stimme besaßen. Gigon fand, daß 75% aller Fälle von kindlicher hoher Stimme (32 unter 575 Rekruten) gleichzeitig mit mangelhafter Körperbehaarung verbunden waren.

Für die Stärke der Stimme ist die Entwicklung des Brustkorbes von Bedeutung. Bei Männern im Alter von 30—40 Jahren beträgt der Exspirationsumfang im Mittel etwa 82 cm, bei Frauen 76 cm; Kastraten nähern sich mit der flachen Entwicklung des Brustkorbes den weiblichen Maßen. — Auch bei Tieren wechselt Stimmhöhe und -umfang mit den Keimdrüsen; als Beispiel diene die laute Stimme des Hahnes und die krächzende des Kapauns, des männlichen Kastraten. — Bei Fröschen, Rana esculenta und fusca, ist die Stimme des Männchens viel anhaltender, dröhnender und lauter, der Stimmumfang größer als beim Weibchen, da bei ihnen Schallsäcke vorhanden sind und die Muskulatur des Bauches kräftiger entwickelt ist.

Diese Beispiele lassen uns zum ersten Male den Einfluß der Blutdrüsen auf Wachstum und Formbildung erkennen und damit wieder indirekt auf die mit den einzelnen Organen verbundenen physiologischen Funktionen.

VI. Der Stoffwechsel.

1. Gasstoffwechsel und Wärmeregulation.

Die Lehre von der nervösen Korrelation der Organe nahm bisher an, daß die verschiedenen Funktionen des tierischen Organismus, die zusammenwirken müssen, um die Körpertemperatur bei den Homoiothermen stets auf gleicher Höhe zu erhalten, von einzelnen Gehirnzentren aus geregelt werden müsse, und daß die Oxydationsvorgänge in den Zellen, die Geschwindigkeit der Blutzirkulation, die Weite der Hautgefäße, die Tätigkeit der Schweißdrüsen vom Zentralorgan aus geleitet würde. Eine weitergehende Theorie nimmt ein besonderes Wärmezentrum in der Regio subthalamica, dem Tuber cinereum an (Krehl, Isenschmid u. a.) oder auch zwei, ein Kälte- und ein Wärmezentrum (H. H. Meyer). — Daß die Drüsen mit innerer Sekretion auf die Wärmebildung von Einfluß sind, ergibt sich aus den verschiedensten experimentellen Befunden und Krankheitsbildern. So beobachtet man z. B. nach der operativen Entfernung der Schilddrüse einen Abfall der Körpertemperatur der Versuchstiere um 1—2°; bei Hypofunktion der Thyreoidea, bei Myxödem, wurden beim Menschen Rektaltemperaturen bis unter 36° festgestellt, umgekehrt bei der Basedowschen Krankheit Temperaturanstieg. — Nach operativer Entfernung der Epithelkörperchen haben die Versuchstiere das Wärmeregulierungsvermögen verloren; sie sind poikilotherm geworden; bei der Erhöhung der Außentemperatur um 3—4° steigt die Körpertemperatur um annähernd denselben Betrag an. Eine ähnliche Reaktion auf erhöhte Temperatur der Umgebung zeigen auch schilddrüsenlose Kaninchen; während normale Tiere darauf mit Polypnoe reagieren, ist bei den operierten einige Zeit nach der Entfernung keine Veränderung der Zahl der Atemzüge im Wärmekasten mehr zu beobachten. — Auch die Exstirpation der Nebennieren bedingt starken Abfall der Körpertemperatur, während nach Injektion von 0,2 mg Adrenalin Temperaturanstiege um $0,6^\circ$ beschrieben wurden.

Sind nun alle diese Erscheinungen auf eine Beeinflussung des Wärmezentrums durch die Inkrete zurückzuführen, oder gibt es hierfür auch noch andere Erklärungsmöglichkeiten? Wie schon oben angedeutet wurde, ist die Hauptquelle für die tierische Wärmeerzeugung die in den Körperzellen stattfindende Oxydation; ein äußeres Maß

Tabelle II.

Gasstoffwechsel und innere Sekretion.

Nr.	Drüse	Operation oder Erkrankung	g pro kg Gewicht und Stunde		Beobachter	Bemerkungen
			O_2	CO_2		
1	Mensch	—	Normal	0,33	0,31	Magnus-Levy u. Falk	Aus ccm berechnet
2	„	Schilddrüse	Basedow	0,59	0,69	Magnus-Levy	„
3	„	„	Sporadischer Kretinismus	0,25	0,25	„	„
4	„	Hypophyse	Tumor	0,25	0,27	Bernstein	„
5	Hund	—	Normal	0,61	—	Loewy u. Richter	„
6	„	Testes	Kastration	0,52	—	„	„
7	„	—	Normal	0,57	0,53	Slowtzoff	
8	„	Hypophyse	Exstirpation	0,40	0,38	Aschner u. Porges	
9	Kaninchen	—	Normal	1,61	1,35	Labbé und Stévenin	
10	„	Schilddrüse	Exstirpation	1,27	1,10	„	
11	„	Epithelkörperchen	„	1,62	1,44	„	
12	„	Schilddrüse	Verfütterung	1,84	1,64	„	
13	„	Thymus	Exstirpation	—	1,25[1]	Asher u. Ruchti	
14	„	Hoden	„	—	1,19[2]	Asher u. Bertschi	

für die Verbrennung ist die Menge des mit der Atmung aufgenommenen Sauerstoffes und der wieder ausgeschiedenen Kohlensäure. Wird die Außentemperatur erhöht, so sinken die Werte hierfür ab, umgekehrt werden bei Abkühlung die Oxydationsvorgänge gesteigert, um den entstehenden Wärmeverlust wieder auszugleichen. — Zahlreiche Versuche haben nun bewiesen, daß nach operativer Entfernung der Schilddrüse, der Hypophyse und der Testes die Sauerstoffaufnahme und Kohlensäureabgabe bis um 30% des normalen Wertes abfallen kann, um

---

[1] Durchschnitt aus drei Versuchen.
[2] Durchschnitt vom 11.—20. Tage p. o. Vorher 1,28 g.

nach der Zufuhr von Schilddrüsenpräparaten, Pituitrin usw. wieder
anzusteigen. — Die Natur macht dasselbe Experiment bei winterschlafenden Tieren; auch bei ihnen ist der Gasstoffwechsel bis auf ein
Minimum herabgesetzt; die Temperatur ist derjenigen der Umgebung
angepaßt; Schilddrüse und Hypophyse sind atrophiert, und im histologischen Bilde sieht man bei der ersteren Schrumpfung des Kolloids
und Abnahme des Follikelepithels mit Veränderung der Färbbarkeit
(Adler), die auch bei den Zellen des Hypophysenvorderlappens beschrieben wird (Cushing und Goetsch). Beim Erwachen in warmer
Umgebung steigt die Temperatur winterschlafender Tiere plötzlich
wieder zur normalen Höhe an, bei einem Ziesel z. B. innerhalb
2—3 Stunden von 8 auf 32° C, in den letzten 40 Minuten allein von
21 auf 32°. Dieselbe plötzliche Temperatursteigerung mit Zunahme
der Atemfrequenz konnte Adler bei winterschlafenden Fledermäusen
und Igeln durch Injektion von Extrakten aus Schilddrüsen, Adrenalin
und einzelnen proteinogenen Aminen erzielen, und zwar sowohl bei
normalen Tieren, als auch bei solchen, deren Wärmezentrum nach
Durchtrennung des Rückenmarks und deren sympathisches Nervensystem durch Injektionen von Ergotoxin ausgeschaltet war. Er schloß
aus diesen Versuchen, daß zur Anregung der oxydativen Vorgänge
durch die Inkrete der Angriffspunkt nicht in einem Gehirnzentrum
zu suchen sei, sondern in den Körperzellen selbst liegen müsse. Hierfür sprechen auch die Befunde von Mansfeld und von Pap, die
nachwiesen, daß nach Schilddrüsenentfernung der Zuckerverbrauch
überlebender Herzen gegen die Norm vermindert ist; sie nehmen
darum ebenfalls an, daß das Thyreoideainkret die chemische Wärmeregulierung direkt durch Beeinflussung der Oxydation in den Zellen
reguliert. In diesem Zusammenhange seien auch die Ergebnisse
Schenks erwähnt, der bei schilddrüsenlosen Kaninchen nach Injektionen von Serum abgekühlter Normaltiere einen schnelleren Temperaturanstieg beobachten konnte.

Nach der operativen Entfernung der Kaninchenschilddrüse steigt
der zuerst verminderte Gasstoffwechsel nach einigen Wochen wieder
zur alten Höhe an, entfernt man jetzt aber auch die Thymus, so
sinkt er wieder stark ab, um bis zum Tode diese subnormalen Werte
beizubehalten. Asher und Ruchti schließen hieraus, daß die Thymus
kompensatorisch für die Schilddrüse einspringen könne. Der Milz
schreiben sie eine antagonistische Wirkung gegenüber der Thyreoidea
zu, da nach ihrer Entfernung die Kohlendioxydabgabe stark ansteigt,
um nach der folgenden Schilddrüsenoperation ebenfalls unter die Norm
zu sinken. — Beim Myödem des Menschen ist der Gasstoffwechsel stark
herabgesetzt (vgl. Tab. II); es gelingt aber durch Injektionen von
Thyroxin, dem von Kendall isolierten Inkret, in einmaliger Menge
von etwa 20 mg, den Gasstoffwechsel für etwa 10 Tage auf normaler
Höhe zu halten (Plummer).

Die Injektion von Adrenalin wirkt nicht durch direkte Erregung
der Körperzellen wärmeerzeugend, sondern dadurch, daß nach der

Kontraktion der peripheren Hautgefäße das Blut in die großen Gefäße des Körperinnern zurückgedrängt wird, so daß damit die Wärmeabgabe durch Abkühlung vermindert ist und bei gleichbleibender Wärmebildung Überhitzung eintritt. — Der Einfluß der Keimdrüsen auf die Wärmeregulierung zeigt sich in den verschiedenen Körpertemperaturen der beiden Geschlechter. Bei neugeborenen Knaben ist schon die Rektumtemperatur bis um 0,33° höher als die der Mädchen; die Kalorienbildung pro qm Oberfläche und Tag ist im 7. bis 10. Lebensjahre bei Knaben 1440, bei Mädchen 1390 Kalorien; nach der Pubertät um das 18. Lebensjahr bei Knaben 1200, bei Mädchen 930 Kalorien (nach Vierordt). Für 89 erwachsene Männer wurde im Durchschnitt 1,07, bei Frauen 1,05 Kalorien pro kg und Stunde gefunden (Benedict). — Dieselben Unterschiede finden wir bei Tieren

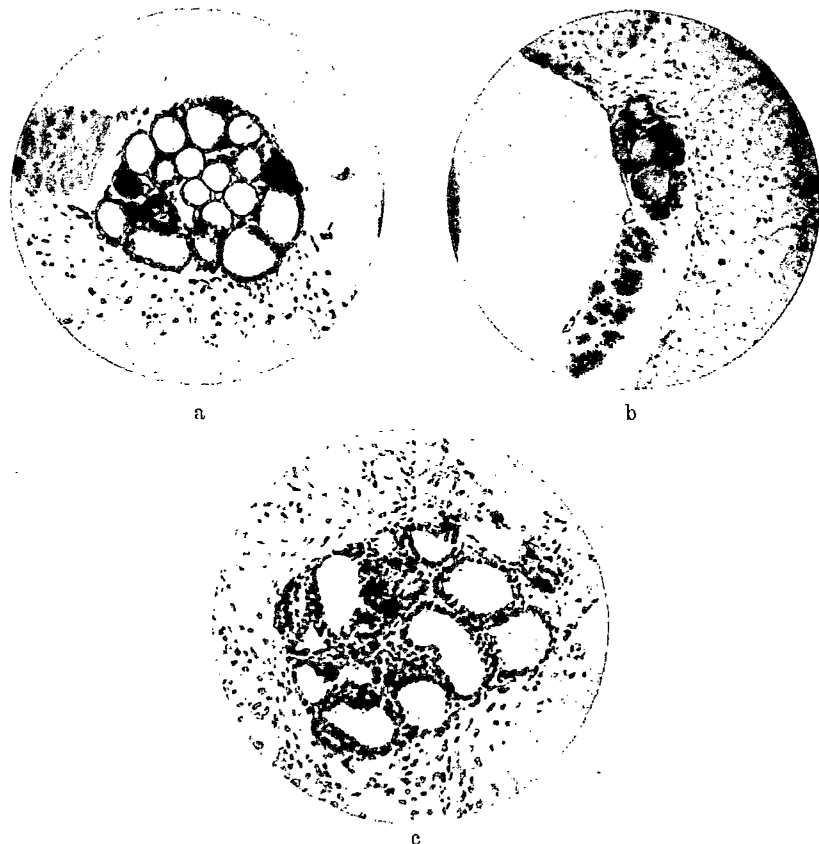

a   b

c

Abb. 15. Nach Adler. Vergrößerung etwa 1:85.

| a) Frontalschnitt durch die Thyreoidea einer normalen Larve von rana temporaria. Temperatur 18°. 30 Tage alt. | b) Schilddrüse einer 50 Tage alten Larve bei 28° aufgezogen. | c) Schilddrüse einer 68 Tage alten Larve. 18 Tage bei 31,5°, dann 50 Tage bei 10° aufgezogen. |

wieder; so ist die Körpertemperatur beim Enterich 41,9°, bei der Ente 42,2°. Auch bei weiblichen Ratten ist sie um 0,5° höher als beim Männchen; beim Meerschweinchen beträgt diese Differenz 0,6 bis 0,7°. Bei weiblichen Meerschweinchenkastraten fällt die Temperatur im Mittel um 0,4° ab, dagegen war bei männlichen Kastraten kein Unterschied gegen die Kontrollen festzustellen; nach Feminierung, Überpflanzung von Ovarien, stieg ihre Temperatur auf die normale der Weibchen, während diejenige der maskulierten Weibchen nicht verändert war (vgl. Kap. VII, 6. — Nach Lipschütz).

Umgekehrt vermag auch die Außentemperatur die inkretorischen Drüsen zu beeinflussen. So fand Adler, daß bei Hitzekulturen von Froschlarven die Schilddrüsen von vornherein kleiner angelegt wurden als bei normaler Temperatur, und daß sie sich unter allmählicher Umbildung der einzelnen Follikel mit der weiteren Entwicklung noch mehr verkleinerten. Brachte man sie dann in Räume von niedriger Temperatur, so vergrößerten sich die Drüsen wieder unter Wucherung des Follikelepithels und Verflüssigung des Kolloids.

Kurz zusammengefaßt besteht also der Einfluß der inneren Sekretion auf die Wärmebildung darin, daß die Schilddrüse und die Hypophyse durch Steigerung der Oxydationsvorgänge in den Körperzellen die chemische Wärmeerzeugung fördernd beeinflussen, die Nebennieren durch vermehrte Inkretion die physikalische Regelung durch Herabsetzung der Wärmeausstrahlung zu hindern vermögen.

2. Eiweiß, Fette und Kohlehydrate.

a) Eiweiß. Eine der am längsten bekannten Schilddrüsenfunktionen ist ihr Einfluß auf den Eiweißstoffwechsel. Nach ihrer operativen Entfernung sinkt bei gleichbleibender Nahrung die Stickstoffausscheidung um die Hälfte, so daß in Fällen von negativer N-Bilanz Stickstoffansatz erreicht werden kann. Auch bei der krankhaften Funktionseinschränkung, dem Myxödem, finden wir Verminderung bis um 50%. Verfütterung von frischen und getrockneten Schilddrüsen, Injektion von wäßrigen Extrakten steigert bei schilddrüsenlosen Tieren wieder die N-Ausscheidung ebenso wie bei myxödematösen, bei normalen Versuchstieren aber nicht in allen Fällen. Als Beispiel hierfür lasse ich eine Tabelle Voits folgen, die von einem erwachsenen männlichen Hunde gewonnen wurde. Die erste Reihe gibt die normalen täglichen Durchschnittswerte einer viertägigen Vorperiode an, in der 20,61 g Stickstoff in Form von Fleisch mit reichlicher Zugabe von Fett und Kohlehydraten zugeführt wurden; dann folgt eine viertägige Periode mit täglicher Zugabe von 10 g frischer Schilddrüse und schließlich die Nachperiode von vier Tagen bei stets gleichbleibender Ernährung. Die zweite Reihe gibt die Durchschnittszahlen der letzten acht Tage wieder.

Bei der krankhaften Steigerung der Schilddrüsenfunktion, wie sie bei der Basedowschen Krankheit angenommen wird, werden bei N-

Tabelle III.
N-Auscheidung nach Schilddrüsenverfütterung.

N-Einnahme		N-Ausgabe		CO$_2$-Ausgabe in g pro Tag
		Gesamt	Differenz	
Vorperiode	20,61 g	19,08 g	+ 1,63 g	330
Haupt- und Nachperiode	20,86 g	21,21 g	− 0,35 g	382

freier, aber fett- und kohlehydratreicher Kost bis zu 8 g Stickstoff täglich ausgeschieden, während diese Zahl bei normalen Menschen 4—5 g beträgt. Der Basedowkranke muß daher auch bedeutend mehr N mit der Nahrung zugeführt ⟨erhalten, um im Stickstoffgleichgewicht zu bleiben, als ein Gesunder. Es scheint aber, als ob dieses vermehrte Nahrungsbedürfnis nicht nur auf dem vermehrten Eiweißzerfall, sondern auch auf dem gesteigerten Fett- und Kohlehydratverbrauch infolge der gesteigerten Oxydationsvorgänge beruhe, ähnlich wie Eckstein und Grafe es bei der Luxuskonsumption beschrieben haben. Sie fanden nämlich, daß überreichliche Ernährung bei geringem, das Minimum nicht deckendem Eiweißgehalt täglich zunehmende Steigerung des Stoffwechsels hervorruft. Exstirpierten sie aber die Schilddrüse, so sanken die Nüchternwerte um 20%, das Körpergewicht stieg an, und es wurde keine Luxuskonsumption mehr beobachtet. Sie schlossen daraus, daß die wirksamen Inkrete der Thyreoidea eine wichtige Rolle bei der starken Steigerung des Stoffwechsels durch Überernährung spielen müssen. In diesen Kreis von Tatsachen paßt auch die Beobachtung gut herein, daß es durch Verfütterung von Schilddrüse beim Basedow gelingt, die negative N-Bilanz durch reichliche Zugabe von Fetten und Kohlehydraten zu vermindern, also ein weiterer Beweis dafür, daß die Wirkung der Thyreoideainkrete in einer allgemeinen Steigerung des Zellstoffwechsels besteht und nicht nur auf einen einseitig vermehrten Eiweißabbau beschränkt ist. — Dieser Auffassung stehen ältere Befunde Voits und Magnus-Levys gegenüber, die bei Verfütterung von Schilddrüsensubstanz selbst bei reichlicher Fettzufuhr immer noch höhere N-Ausscheidungen als im Kontrollversuch fanden. Man kann aber mit Falta hier den Einwand machen, daß die Ernährung in ihren Versuchen sehr einseitig war und Kohlehydrate fehlten, und mit ihm auf die Versuche Rudingers hinweisen, der bei reichlicher Kohlehydratzufuhr bei Schilddrüsenverfütterung die N-Ausscheidung auf das normale Minimum reduzieren konnte. Thyreoglobulin und Thyreoglandol, aus der Drüse gewonnene Präparate, steigerten ebenfalls beim hungernden Tiere die N-Ausscheidung, und zwar sowohl beim schilddrüsenlosen als auch beim normalen. — Ich lasse zwei Tabellen nach Abelin folgen:

N-Ausscheidung bei einem normalen Tier während acht Hungertagen; Gewichtsabnahme von 24,65 kg auf 22,50 kg. Am 3.—8. Tag täglich 16,5 cm Thyreoglandol injiziert, Steigerung der N-Ausfuhr um 50 %.

Tag	1	2	3	4	5	6	7	8
g N	3,06	2,10	2,30	3,25	2,79	5,52	4,30	3,96
g N pro kg Körpergewicht	0,125	0,088	0,097	0,138	0,119	0,242	0,189	0,176

N-Ausscheidung nach der Schilddrüsenentfernung. 8 Hungertage;
vom 5.—8. je 20 ccm Thyreoglandol. — Gewichtsabnahme von 24,45
auf 22,4 kg. Steigerung der N-Ausfuhr um 40%.

Tag	1	2	3	4	5	6	7	8
g N pro kg Körpergewicht	0,140	0,060	0,140	0,164	0,172	0,180	0,156	0,201

In anderen Versuchsreihen reagierte der schilddrüsenlose Hund auf
Zufuhr von getrockneten Schilddrüsen stärker als der normale mit
einer Steigerung der N-Ausfuhr um 137% gegen 124—128% des
letzteren, eine Erscheinung, die auch bei der Therapie des Myxödems
oft bestätigt wurde. — Eine ähnliche Wirkung haben Phenyläthylamin
und p-Oxyphenyläthylamin (proteinogene Amine, die von den Aminosäuren Phenylalanin und Tyrosin abgeleitet werden können), so daß
man daraus geschlossen hat, daß auch die Schilddrüseninkrete Amin-
charakter haben müßten (vgl. hierzu Kapitel XI). Bei täglicher Injektion von insgesamt 1,5 g verschiedener Amine stieg die N-Ausscheidung, die in der Vorperiode 0,09 g pro kg Körpergewicht betragen
hatte, auf 0,414 g und hielt sich während der Nachperiode noch eine
Zeitlang auf 0,6 g (Abelin).

In älteren Arbeiten findet man oft das Gegenteil der bis jetzt erwähnten Befunde: Vermehrung der N-Ausscheidung bei schilddrüsenlosen Hunden; gleichzeitig wurde nach dieser Operation ein Krankheitsbild, die Tetanie, beschrieben, das wir heute als Ausfallserscheinung
nach der Entfernung der Epithelkörperchen deuten können, da man
bei der Operation die gl. parathyreoideae noch nicht zu schonen ver-
stand. — In neuerer Zeit hat Hunter wieder darauf hingewiesen, daß
vermehrte N-Ausscheidung im Harn bei Schafen nur dann eintritt,
wenn mit der Schilddrüse auch gleichzeitig die Epithelkörperchen entfernt werden; die alleinige Entfernung der ersteren bedingt stets Verminderung des Eiweißzerfalles. — Die Art der N-haltigen Verbindungen
deutet aber darauf hin, daß nicht der physiologische Umsatz gesteigert
ist, sondern daß eine schwere Schädigung des Stoffwechsels stattgefunden hat. Der Ammoniakstickstoff ist auf Kosten des Harnstoffes
vermehrt, ebenso die Kreatin- und Polypeptidfraktion. Daneben finden
sich normalerweise fehlende Basen, von denen bis jetzt das Histamin
und das Paraoxyphenyläthylamin nachgewiesen sind (Abkömmlinge der
Aminosäuren Histidin und Tyrosin), so daß in Anlehnung an die oben
beschriebenen Versuche mit proteinogenen Aminen in ihnen die Ursache der vermehrten N-Ausscheidung bei der Tetanie zu suchen ist.
Durch Injektion von Epithelkörperchenpreßsaft gelang es Nørvig die
»Dysregulation« in bezug auf den prozentualen Anteil des Am-
moniakstickstoffs und die [H$\cdot$] wieder zur Norm zurückzuführen. —
Diese auffallende Störung des intermediären Eiweißstoffwechsels legt
die Frage nahe, ob normalerweise der weitere Abbau der Amine in
den Epithelkörperchen selbst oder in der Leber vor sich geht. Im
ersteren Falle hätten wir eine entgiftende Funktion dieser Drüse, eine
Stütze für jene älteren Theorien, welche den Blutdrüsen überhaupt

nur diese antitoxische Aufgabe zuschrieben; im zweiten Falle müßten wir die Bildung eines Inkrets annehmen, das die Leberzellen nach Art eines Fermentes beeinflußt. Die Tatsache, daß tetaniekranke Tiere eine größere Toleranz für Kohlehydrate besitzen als normale, deutet ebenfalls auf eine Störung des gesamten Stoffwechsels hin, nach neueren Arbeiten besonders auf eine Veränderung des Guanidinumsatzes.

Die Nebennieren sind ohne großen Einfluß auf den Eiweißumsatz; weder die Injektion von Adrenalin, noch die operative Entfernung ändert die N-Ausscheidung im Harn. — Kreatinin-Ausfuhr (das Anhydrid des Kreatins, der Methyl-Guanidinessigsäure) ist nach Adrenalininjektionen vermehrt (Roux und Taillandier); vielleicht ist dies eine Folge des vermehrten Tonus der glatten Muskulatur im Sinne jener Theorie, die annimmt, daß Kreatinin ein typisches Stoffwechselendprodukt der Muskelzelle sei. Verletzung der Nebennieren und Addisonsche Krankheit bedingen Verminderung der Kreatininausscheidung im Harn. Dieselbe Wirkung wie Adrenalin haben Extrakte aus dem Hypophysenhinterlappen, die ja die glatte Muskulatur direkt beeinflussen können. — Nach der Entfernung des Pankreas ist eine Vermehrung des Harnstickstoffs im Hunger um das drei- bis vierfache beschrieben worden (Falta und Mitarbeiter). Es ist aber sehr zweifelhaft, ob hier das Fehlen einer spezifischen Inkretwirkung angenommen werden muß. Viel größer ist die Wahrscheinlichkeit, daß die gestörte Fettresorption, die Störung des Kohlehydratstoffwechsels den Organismus zu vermehrtem Eiweißabbau nötigt, um seinen Kalorienbedarf zu decken. — Die Kastration ist ohne Einfluß auf den Eiweißstoffwechsel. Die nach Injektionen von Hodenextrakten beschriebene Leistungssteigerung mit Hypertrophie der Muskelsubstanz ist wohl eine sekundär bedingte Folge der vermehrten Muskelarbeit, eine Aktivitätshypertrophie und nicht auf einen „assimilatorischen" Einfluß der Hodeninkrete auf den Eiweißumsatz der Zellen zurückzuführen.

Rückschauend können wir die Ergebnisse dieses Abschnittes dahin zusammenfassen, daß die Schilddrüse durch Steigerung des gesamten Zellstoffwechsels den Körper zu vermehrtem Eiweißabbau anregt, daß der vermehrte Energiebedarf bei reichlicher Zufuhr von Kohlehydraten und Fetten aber auch durch diese gedeckt werden kann. Die Epithelkörperchen regeln den intermediären Eiweißabbau im Sinne einer Inkretion wahrscheinlich durch Hormonwirkung auf die Leber. Nebenniere und Hypophyse steigern den Zerfall des Protoplasmas der glatten Muskulatur und damit die Ausscheidung von Kreatinin.

b) **Fette.** Während für den Eiweißstoffwechsel die Kontrolle der N-Bilanz immer ein gewisses Kriterium für die intrazellulären Vorgänge abgibt, sind wir in bezug auf den Fettumsatz hauptsächlich auf die Beobachtung des Körpergewichts, auf das Verhalten der Fettdepots im Unterhautbindegewebe angewiesen und haben in der Feststellung des Grundumsatzes oder des respiratorischen Quotienten nur sehr unsichere Hilfsmittel, wenn es sich darum handelt zu entscheiden, ob die Fettresorption und -Assimilation in geordneten Bahnen verläuft.

Ferner wird die Übersicht über den Fettstoffwechsel noch dadurch erschwert, daß die Kohlehydrate in Fette übergehen können, und daß
bei reichlicher Kohlehydratzufuhr Mästung erzeugt werden kann. In
mittleren Grenzen wird normalerweise reichliche Nahrungszufuhr durch
erhöhte Muskeltätigkeit und Beweglichkeit wieder ausgeglichen und
dadurch der Fettansatz verhindert. — Die Kliniker haben die verschiedensten Formen der Störung des Fettstoffwechsels im Zusammenhange mit Erkrankungen der endokrinen Drüsen beschrieben, ohne
daß es immer gelang, den Nachweis zu führen, daß die Veränderung
dieser letzteren exogenen Momente oder endogene, intermediäre die
Krankheitsursachen waren. Am einfachsten liegen die Verhältnisse
wohl noch bei dem Fettansatz nach operativer Entfernung der Schilddrüse oder bei deren Unterfunktion. Wie wir oben sahen, tritt hierbei eine starke Herabsetzung des Grundumsatzes ein, die oxydativen
Vorgänge sind um die Hälfte und mehr herabgesetzt, so daß bei
gleichbleibender Nahrungszufuhr Fette und Kohlehydrate nicht wie
beim Normalen ausgenutzt werden, sondern als Reservestoffe in den
Depots der Leber als Glykogen, in dem Unterhautbindegewebe als
Fett angelagert werden. Verabreichung von Schilddrüsenpräparaten
bringt bei dieser thyreogenen Form der Adipositas schnell das an-
gesammelte Fett wieder zum Schwinden, ein Beweis dafür, daß der
verringerte intermediäre Stoffwechsel die Ursache der Störung war.
Nicht so eindeutig zu erklären ist die nach Entfernung der Keimdrüsen einsetzende Fettsucht. Die Kastration der Haussäugetiere wurde
aus ökonomischen Gründen schon in vorchristlichen Zeiten ausgeführt,
um bei gleichbleibender Nahrungszufuhr Fettansatz zu erreichen. Gleichzeitig waren die operierten Tiere auch ruhiger geworden; das feurige
Wesen des Hengstes und des Bullens wich dem Phlegma des Wallachen
und des Ochsen. Auch beim Menschen wurde die männliche Keimdrüse im Orient oft entfernt, um asexuelle Haremswächter oder Sopransänger zu erlangen. Dieser Eunuchentyp zeigt ebenfalls starken Fettansatz, besonders unter den Brüsten und an den Seiten der Hüften,
ein für Kastraten typisches Merkmal, da bei Mastfettsucht die Ablagerung hauptsächlich im Unterhautbindegewebe der Bauchhaut stattfindet. Außerdem tritt eine starke Durchsetzung des Muskelgewebes
mit Fett ein, und dieses selbst wird atrophisch, so daß Eunuchen
durch ihr Phlegma, ihre geringe Beweglichkeit auffallen. Wirkt nun
dieses letztere exogene Moment oder die schon erwähnte geringe Abnahme des Grundumsatzes hemmend auf die Fettverbrennung? Die
Frage ist bis jetzt noch nicht eindeutig entschieden; es scheint, als
ob beide Faktoren zusammenwirken. Sicher ist, daß die veränderte
Fettverteilung abhängig ist von der Funktion der Keimdrüse. Die
Fälle von Kastration nach Schußverletzungen, die in den Kriegsjahren
beobachtet wurden, zeigten alle nach einiger Zeit diesen typischen Fettansatz; wurde dann ein Hoden eines gesunden Mannes transplantiert,
so gewannen die Verstümmelten für einige Zeit ihr früheres schlankes
Aussehen wieder. Auch die natürliche Entwicklungshemmung des in-

kretorischen Hodenanteils, der Eunuchoidismus, zeigt wieder das nebenstehende Bild.

Dagegen entwickelt sich bei dem partiellen Ausfall des generativen Anteils und Erhaltenbleiben des interstitiellen, wie im Hoden Kryptorcher, der normale männliche Wuchs ohne Fettablagerung. — Die Atrophie der Testes kann auch sekundär bei Hypophysenerkrankungen eintreten; die Ursachen sind häufig Adenome des Vorderlappens (Berblinger). Andere Tumoren des Hinterlappens erzeugen ein bestimmtes Krankheitsbild, die Dystrophia adiposo-genitalis, bei der als Hauptsymptom äußerlich neben dem Schwund der Geschlechtsmerkmale wieder die für Eunuchen typische Fettablagerung an den Hüften, in der Schamgegend und an den Brüsten auftritt. Gleichzeitig besteht eine Verminderung des Grundumsatzes, die nach Falta aber durch den Ausfall der atrophierten Keimdrüse bedingt sein soll, ebenso wie die eunuchoide Fettablagerung, die also nicht primär durch die Störung der Hypophyseninkretion entsteht. Andere Hypothesen führen diese Stoffwechseländerung auf die Reizung eines in der regio hypothalamica gelegenen Zentrums durch den Druck des wachsenden Hypophysentumors zurück (Erdheim, Aschner). Für eine echte inkretorische Störung spricht aber, daß sich dieses Krankheitsbild auch nach Schußverletzungen oder operativer Entfernung der Hypophyse entwickelt, und daß es durch Schilddrüsenpräparate und Hypophysin günstig beeinflußt werden kann.

Eine große Bedeutung für den Fettstoffwechsel kommt auch dem Pankreas zu. Sein Exkret, der Bauchspeichel, spaltet durch die Lipasen die Fette in Fettsäuren und Glyzerin, die vom Darm aus resorbiert werden; seine Inkrete wirken zunächst dadurch fettsparend, daß sie den Kohlehydratstoffwechsel anregen (vgl. das nächste Kapitel); erst bei großem Zuckermangel greifen die Zellen auf das Fett als Kalorienspender zurück, und umgekehrt kann bei reichlicher Kohlehydratzufuhr Mästung durch Umwandlung in Fette erzielt werden. Es scheint aber, als ob das Pankreas auch direkt die Verbrennung der Fette beeinflußt. Wir können uns von diesen Vorgängen etwa das folgende Bild machen: In den Zellen der Leber werden die hochmolekularen Fettsäuren zunächst unter allmählicher oxydativer Abspaltung der einzelnen Kohlenwasserstoffgruppen in niedrigere Fettsäuren übergeführt und schließlich über Buttersäure, β-Oxybuttersäure und Azetessigsäure in Azeton; diese letzten drei Abbaustufen werden dann unter Mitwirkung eines Pankreasinkretes in anderen Körperzellen endgültig zu Kohlendioxyd und Wasser verbrannt.

$$
\begin{array}{lllll}
CH_3 & CH_3 & CH_3 & CH_3 & \;\cdot\;\; CH_3 \\
(CH_2)x & CH_2 & CHOH & CO \longrightarrow CO & \\
\xrightarrow{} & +O & +O & & \\
CH_2 & CH_2 & CH_2 & CH_2 & CH_3 \\
\xrightarrow{} & & -H_2O & -CO_2 & \\
COOH & COOH & COOH \longrightarrow COOH & Azet- & Azeton \\
\end{array}
$$

$+$ Pankreasinkret
$+\,4\,O_2$
$=3\,CO_2 + 3\,H_2O$

Fettsäure   Butter- β-Oxy-   Azet-   Azeton
z. B. Stea-   säure   butter-   essig-
rinsäure   säure   säure

Für diese Annahmen spricht folgendes: es gelingt in der überlebenden Leber beim Durchleiten von Fettsäuren Azeton zu bilden; nach operativer Entfernung der Bauchspeicheldrüse treten die Azetonkörper: β-Oxybuttersäure, Azetessigsäure und Azeton in großer Menge im Harn auf; ihre Ausscheidung wird dabei gesteigert durch Verfütterung von Buttersäure, von Kapronsäure und von Fetten, vermindert bei Verab-

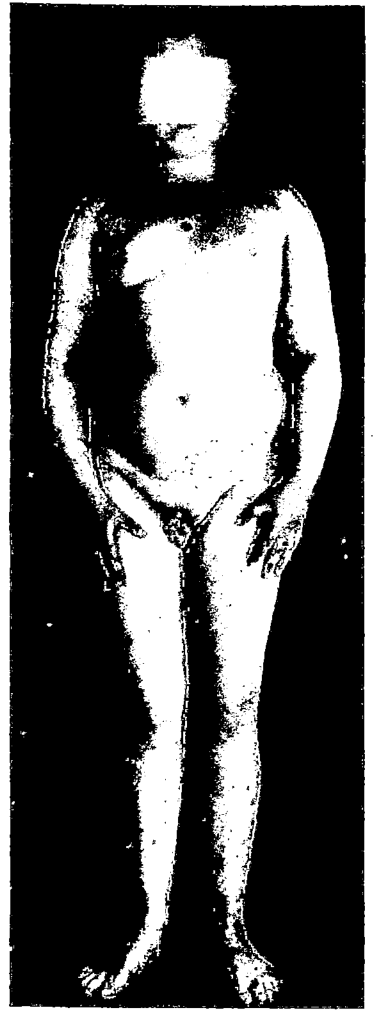
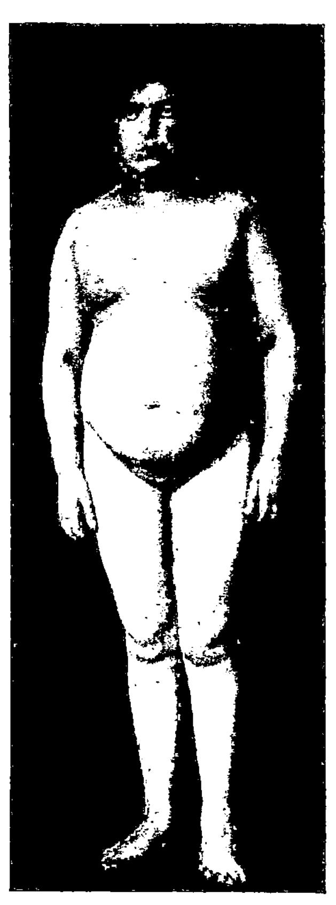

a   Abb. 16.   b

a) Eunuchoid, 25 Jahre alt. Starke Fettablagerung in der Mamma- und seitlichen Hüftgegend. Nach Falta.

b) Hypophysäre Dystrophie nach Hypophysentumor. 16 Jahre. Fettanlagerung unter den Mammae, an den Hüften, an der Außenseite der Oberschenkel und am Mons veneris. Nach O. Hirsch.

reichung von Kohlehydraten, die im Sinne unserer Auffassung dann an Stelle der Fettsäuren von den Zellen abgebaut werden. Da die Leber pankreasloser Tiere die Fähigkeit verloren hat, die Glukose als Glykogen aufzuspeichern, wird die nicht verwertbare sogleich an das Blut und von diesem an den Harn weiter gegeben, so daß man die Zufuhr der Kohlehydrate nicht unterbrechen darf, wenn man die Azetonausscheidung für längere Zeit hemmen will.

An dieser Stelle mögen auch jene Theorien erwähnt werden, welche die Anregung der Exkretion der Bauchspeicheldrüse ebenfalls auf ein Hormon zurückführen, das in der Dünndarmschleimhaut gebildet werden soll: das Sekretin. Durch 0,4 % Salzsäure oder 1 % Kochsalzlösung kann man aus dieser eine Substanz isolieren, die bei subkutaner Injektion die Absonderung von Pankreassaft schnell steigert, bei Hunden bis zu 8,5 ccm in der Minute. Werden zwei Hunde symbiotisch vereinigt durch wechselseitige Verbindung der art. carotis und ven. jugularis, so erzeugt die Injektion von Sekretin bei dem ersten Hunde alsbald Absonderung von Bauchspeichel bei dem zweiten, ein Beweis für die echte Hormonnatur dieses Inkretes. Physiologisch wird die Inkretion der Darmschleimhaut durch die aus dem Magen austretende Salzsäure bewirkt und auch durch künstliche Säureinjektion in das Duodenum kann das Pankreas zu vermehrter Sekretion angeregt werden, selbst dann, wenn eine isolierte Dünndarmschlinge von allen nervösen Verbindungen getrennt ist (Bayliss und Starling). Hiermit ist die alte Pawlowsche Anschauung widerlegt, daß die Pankreassekretion durch einen nervösen Reflex angeregt werden sollte, der wieder durch den Druck des gefüllten Darmes auf den Auerbachschen Plexus ausgelöst würde.

Fettablagerung wird weiter noch bei Erkrankungen der Zirbel beschrieben. Wie wir später sehen werden, hemmt sie die Entwicklung der Keimdrüsen, so daß die Hypothese entstand, daß ihre Überfunktion sekundär durch Atrophie der interstitiellen Drüsen die Ursache dieser Störungen des Fettumsatzes sei.

Im Zusammenhange hiermit möge noch erwähnt werden, daß man der Nebennierenrinde eine besondere Rolle in dem Stoffwechsel der Lipoide, besonders des Cholesterins zuschreibt. Die große Anhäufung dieser Verbindungen in diesem Organ legten die Vermutung nahe, daß hier ein Depot vorhanden sei, von dem aus die Lipoide im Körper verteilt würden (Landan); weiter gehende Hypothesen wollen der Nebennierenrinde auch inkretorische Beeinflussung des Lipoidstoffwechsels in anderen Organen zuschreiben, doch müssen noch weitere Untersuchungen diese Theorien begründen helfen, die sich vorläufig nur auf die Zunahme der Lipoide während der Schwangerschaft stützen.

Die Regelung des Fettstoffwechsels durch die innere Sekretion würde nach den bisherigen Ausführungen darin bestehen, daß Verminderung der Oxydationsvorgänge nach Hypofunktion der Schilddrüse, der Hypophyse und der Keimdrüsen fettsparend wirkt. Die Inkrete des Pankreas regeln die Endoxydation der bis zu den Azetonkörpern abgebauten Fettsäuren und wirken durch Zuckerspeicherung ebenfalls fettsparend, bei reichlicher

Nahrungszufuhr die Mästung begünstigend. — Die Fettspaltung im Darm wird nach vermehrter Sekretion des Bauchspeichels durch Hormonwirkung von Inkreten der Darmschleimhaut auf das Pankreas gefördert.

c) **Kohlehydrate.** Wir haben schon im vorigen Abschnitte auf die Bedeutung des Pankreas für den Zuckerstoffwechsel hingewiesen und angedeutet, daß seine operative Entfernung Vermehrung des Blutzuckers und Glukosurie bedingt mit Schwund des Leberglykogens (v. Mehring und Minkowski). Durchspült man mit dem Blute eines so operierten Hundes, dem Traubenzucker zugesetzt wurde, dessen eigenes Herz, so verschwindet die Glukose nicht wie bei einem normalen Herzen allmählich aus dem Blute; erst beim Zusatz von Pankreassaft gewinnt die Herzmuskulatur die Fähigkeit wieder, Dextrose zu speichern und als Energiequelle zu benutzen (Starling). Wir müssen dem noch nicht isolierten Pankreasinkret also assimilatorische Eigenschaften zuschreiben, Förderung der Glykogensynthese. Da der Blutzuckerspiegel im normalen Organismus immer einen ganz bestimmten, wenig schwankenden Wert hat, höchstens 0,1 %, muß der Glykogenabbau zu Glukose wieder auf anderem Wege geregelt werden, entweder durch nervöse oder inkretorische Erregung der Leberzellen, die ja aus dem Pfortaderblut den gesamten, aus dem Darm resorbierten Zucker zurückhalten. Die verwickelten Verhältnisse des Kohlehydratstoffwechsels sind durch die Untersuchungen der letzten Jahre allmählich aufgeklärt worden, so daß es jetzt möglich ist, ein ungefähres Bild von dem Zusammenhang der einzelnen Organfunktionen hierbei zu gewinnen. — Eine historische Aufzählung der in Betracht kommenden Arbeiten möge zum Verständnis beitragen. Im Jahre 1850 konnte Claude Bernard durch seine bekannte „piqûre" zeigen, daß bei Verletzungen des Bodens des vierten Ventrikels im Harn Zucker auftritt, gleichzeitig mit Hyperglykämie und Abnahme des Leberglykogens; also dieselben Erscheinungen, die wir bei der Pankreasexstirpation kennen gelernt haben. Der Zuckerstich wurde nach Durchtrennung der beiden nervi splanchnici unwirksam. Man nahm darum entsprechend der Theorie von der „nervösen Korrelation" an, daß der Glykogenabbau normalerweise durch nervöse Reize geregelt würde. Später konnte aber Blum (1901) beweisen, daß Injektionen von Adrenalin ebenfalls Hyperglykämie und Glukosurie erzeugen; dieser Befund wurde immer wieder bestätigt: nach Injektionen von 1 mg Adrenalin wurde unter schnellem Anstieg nach 2—3 Stunden ein Maximum des Blutzuckergehaltes bis zu 0,7 % gefunden, der erst nach 7—9 Stunden wieder zur Norm zurückgekehrt war. Die Adrenalininjektion erzeugte auch dann noch Glukosurie, wenn die Leber durch Strychnineinspritzungen glykogenfrei gemacht worden war, so daß nur noch das Muskelglykogen als Zuckerquelle in Betracht kommen konnte. — Da die älteren Beobachter nach Nebennierenexstirpation keine Glukosurie mehr auftreten sahen, ebenso wenig wie nach ihrer nervösen Isolierung, nahmen sie an, daß der durch den Zuckerstich erzeugte Reiz auf die Nebenniere wirke, diese zu vermehrter Adrenalinerzeugung anrege und dadurch erst die Leberzellen zu vermehrtem Glykogenabbau veranlaßt würden. Sie vergaßen aber dabei, den Zuckergehalt des Blutes zu untersuchen; Freund und Marchand, welche dies nachholten, fanden, daß auch nach Entfernung der Nebennieren auf den Zuckerstich Hyperglykämie eintrat, wenn auch in geringerem Maße als vorher, vorausgesetzt, daß die Leber Glykogen enthielt. Sie nahmen darum an, daß durch den Einfluß des Adrenalins die Zuckerdichtigkeit der Niere verringert würde. — Wir haben schon in einem früheren Kapitel gesehen, daß die Nierengefäße nach Adrenalininjektionen verengert werden, während Hypophysin sie erweitert. Dieser Antagonismus zwischen Nebennieren und Hypophyse zeigt sich auch beim Zuckerstoffwechsel: Injektionen von Pituitrin verhindern die Glukosurie nach Adrenalin bei bestehender Hyperglykämie; dieselbe Wirkung erhalten wir nach der Verfütterung getrockneter Hypophysen. In Diabetesfällen ist die Hypophyse verkleinert und bei einer Abnahme der eosinophilen Zellen mit atrophischen Herden durchsetzt (Kraus). — Nach operativer Entfernung der Schilddrüse ist die Glukosurie auf Adrenalininjektionen stark herabgesetzt; nach Verfütterung von Schilddrüsen dagegen nimmt das Leberglykogen von 4 % des Gewichtes bis 0,1 % ab. Man nahm früher an, daß die Thyreoideahormone die Nebennieren direkt zu vermehrter Adrenalinerzeugung anregen sollten; andere Beobachtungen, Vergrößerung der Hypophyse nach Thyreoidektomie, sprechen dagegen mehr für einen hemmenden Einfluß der Schilddrüse auf die Inkretion des Hirnanhanges und damit für eine Abschwächung des Antagonismus zum Adrenalin. — Trendelenburg glaubt die Mitwirkung des Adrenalins beim Zuckerstich überhaupt ablehnen zu müssen. Er fand, daß die Adrenalinmenge, die nach der Injektion noch Glukosurie hervorrufen kann, immer blutdrucksteigernd wirkt (0,002 mg pro kg Körpergewicht und Minute injiziert), während beim urethannarkotisierten Kaninchen die piqûre den Blutdruck nicht erhöhte. Andererseits ist aber in den Nebennierenvenen nach dem Zuckerstich starkvermehrter Adrenalingehalt nachgewiesen worden, und nach Kahn, sowie nach Fujii, der nach einseitiger Splanchnikusdurchschneidung nur die chromaffinen Körperchen der intakten Seite verschwinden sah, soll die Chromierbarkeit des Paraganglion abdominale noch längere Zeit nach der Operation herabgesetzt sein, ein Zeichen für die Erschöpfung an Adrenalin, ein Befund, dem allerdings von Jarisch widersprochen wird. — Schließlich sei noch erwähnt, daß auf wiederholte Adrenalininjektionen die Versuchstiere überhaupt nicht mehr mit Glukosurie reagieren, daß aber bei ihnen nach dem Zuckerstich doch noch eine Erhöhung des Blutzuckerspiegels eintritt (Biberfeld).

Wie kann man nun diese zum Teil sich anscheinend widersprechenden Befunde miteinander in Einklang bringen, um zu einer einheitlichen Anschauung über den Zusammenhang zwischen Zuckerstich, Nebennieren und Glykogenabbau zu gelangen? — Schon weiter oben wurde darauf hingewiesen, daß im Gegensatz zu den mit großen Dosen arbeitenden pharmakologischen Versuchen die physiologische

Aufgabe des Adrenalins bei den geringen Blutkonzentrationen nicht darin zu suchen sei, daß es selbst direkt erregend, reizbildend wirkt, sondern daß es nur die Endigungen des Nervus sympathicus für nervöse Reize empfänglicher macht. Der zentrale Reiz, der durch die Verletzung des vierten Ventrikels erzeugt wird, regt die Leberzellen zu vermehrtem Glykogenabbau an (elektrische Reizung eines peripheren Splanchnikusstumpfes hat dieselbe Wirkung); gleichzeitig werden aber auch die Nebennieren auf dem Wege über den Sympathikus zu vermehrter Sekretion angeregt (ebenfalls nach Reizung des nervus splanchnicus beobachtet). Die vermehrte Adrenalinabsonderung bedingt wieder erhöhte Erregbarkeit der sympathischen Nervenendigungen in der Leber, so daß dadurch die Empfänglichkeit für den mechanischen Reiz nach der piqûre noch mehr gesteigert wird und die Hyperglykämie größere Werte erreichen wird, als nach der Ausschaltung der Nebennieren. Die vermehrte Adrenalininjektion bedingt zweitens eine Erregbarkeitssteigerung der sympathischen Nervenendigungen in der Niere, so daß diese jetzt für Zucker durchlässiger wird, ähnlich wie nach Injektionen von Phloridzin bei normalen Blutzuckerwerten die Durchlässigkeit der Niere für Dextrose erhöht wird, so daß Glukosurie eintritt. — Unter diesen Voraussetzungen ist den Einwänden Trendelenburgs und Fleischhauers, daß Adrenalin keine Hormonwirkung besitze, der Boden entzogen, da ja bei dem Zuckerstich, im Gegensatz zu den großen Dosen, die Glukosurie nach einfachen Adrenalininjektionen erzeugen, nur eine geringe Erhöhung der Inkretion, die noch nicht die blutdrucksteigernde Konzentration im Blute erzeugt, genügt, um die Erregbarkeit der Leberzellen für Splanchnikusreize um ein Vielfaches zu steigern.

Es bleibt jetzt noch der Zusammenhang zwischen Pankreas und Nebenniere aufzuklären. Wenn man nach Eröffnung der Bauchhöhle eines lebenden Kaninchens die Bauchspeicheldrüse mit einer verdünnten Adrenalinlösung bepinselt, so kann man bald darauf Zucker im Harn nachweisen, ein Beweis dafür, daß Adrenalin die Inkretwirkung der Pankreashormone, die Anregung der Glykogensynthese in der Leber und in den Muskeln hemmt, so daß die dauernden nervösen Erregungen, die normalerweise die Aufrechterhaltung des Zuckerspiegels durch Glykogenabbau bezwecken, das Übergewicht erhalten. — In einem Schema zusammengestellt, würden wir also für den Zuckerstoffwechsel nach der „piqûre" das in Abb. 17 folgende Bild erhalten. Denken wir uns in diesem Schema das Pankreas fort und damit seine hemmende Wirkung auf die Zuckerausschwemmung ins Blut, so haben wir das Bild des Pankreasdiabetes oder des Diabetes mellitus, der ja heute auch von den meisten Klinikern als Insuffizienzstörung der inneren Sekretion der Bauchspeicheldrüse gedeutet wird mit gleichzeitiger Übererregbarkeit des chromaffinen Systems. — Der Ausfall der Nebennieren erklärt den geringen Blutzuckergehalt bei der Addisonschen Krankheit, die durch Funktionsausfall oder -verminderung dieser Drüse entsteht. — Die Wirkung der Hypophyse auf den Kohlehydratstoffwechsel bedarf noch der weiteren Klärung. Den oben zitierten Befunden, daß Pituitrin die Zuckermobilisierung nach Adrenalin hemmt, stehen die Angaben von Cushing entgegen, daß intra-

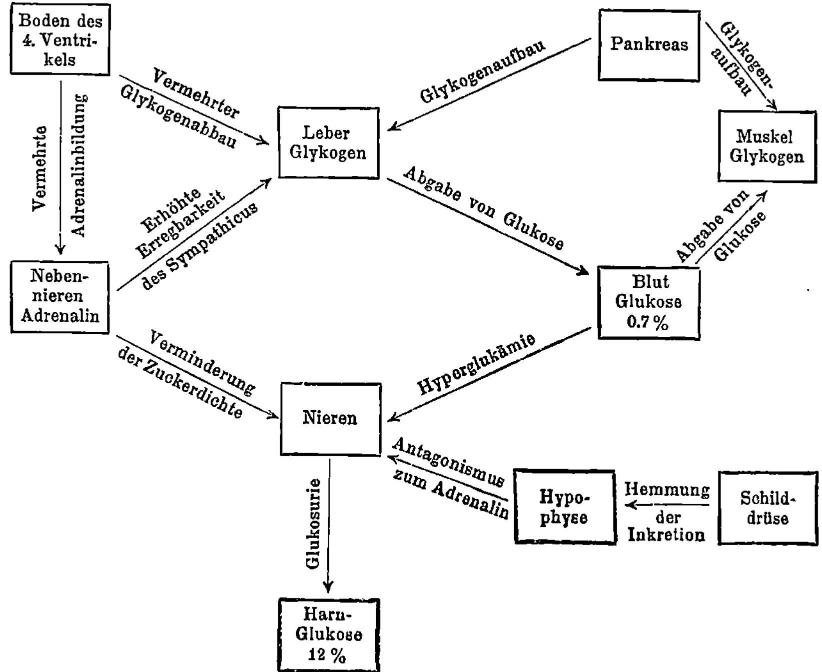

Abb. 17. Zuckerstich und innere Sekretion.

venöse Injektionen von Hinterlappenextrakten in allen Fällen umgekehrt wirkten. Falta, Bernstein und Priestley konnten aber nie diese glukosurische Wirkung der Hypophysenextrakte beobachten und sahen auch nie danach eine Herabsetzung der Kohlehydrattoleranz, alimentäre Glukosurie, bei Verfütterung großer Mengen Traubenzuckers. Andere Forscher widersprachen ebenfalls den Angaben Cushings; auch die nach Funktionsausfall der Hypophyse, z. B. bei der dystrophia adiposo-genitalis beschriebene Glykosurie paßte nicht in seine Theorie hinein; sie kann dagegen aus unserem Schema durch Fortfall der Hypophyse mit Überwiegen der Adrenalinwirkung erklärt werden.

Lesser hat die Hypothese aufgestellt, daß das glykogenabbauende Ferment, die Diastase, und das Glykogen selbst in der Leber räumlich voneinander getrennt seien, und daß diese Trennung nach Injektion von Adrenalin oder nach der Pankreasexstirpation beseitigt werden solle. Nach dieser Operation kann auch der Nahrungszucker nicht mehr die Körperfette bei der Verbrennung verdrängen, und beide können sich nicht mehr isodynam vertreten. Es bleibt abzuwarten, ob diese neuen Vorstellungen, welche die fermentativen Vorgänge bei der inner-

sekretorischen Beeinflussung des Zuckerstoffwechsels mehr berücksichtigen, die älteren, unbestimmten Bilder von der nervösen oder
chemischen Erregung der Zellen zu verdrängen vermögen. So nimmt
Héden an, daß die Aufgabe der Langerhansschen Inseln darin bestände, ein Coferment zu erzeugen, das die von der Leber gebildeten
Fermente aktiviert, neben den glykogensynthetisierenden auch die
fett- und eiweißspaltenden.

3. Anorganische Verbindungen.

Die inkretorische Aufgabe des Pankreas bestand hauptsächlich darin, den Traubenzucker $C_6H_{12}O_6$, der kristallinisch ist und echte Lösungen
bildet, unter Wasserabgabe in das amorphe Polysaccharid Glykogen
$(C_5H_{10}O_5)x$ überzuführen, das in Wasser kolloid gelöst ist und nicht
durch tierische Membrane hindurchdiffundieren kann. Damit ist dem
Organismus die Möglichkeit gegeben, seinen wichtigsten Energiespender,
die Glukose, in den Zellen aufzuspeichern, und zwar nicht nur die
mit dem Pfortaderblut zugeführte Dextrose, sondern auch die im intermediären Zellstoffwechsel aus Fetten und Aminosäuren gebildete. —
In ähnlicher Weise müssen nun auch die anorganischen Bestandteile des
Körpers verankert, zellundurchlässig gemacht werden, damit sie nicht
durch plötzliche Überschwemmungen den Zellhaushalt empfindlich stören.

Eine große Bedeutung für den Aufbau sämtlicher Gewebe besitzt
das Kalzium; in Form seiner kohlen- und phosphorsauren Salze ist
es am Aufbau des Knochens beteiligt und bedingt die Umwandlung
des weichen, elastischen Knorpels in die festere, spröde Spongiosa.
Da diese Verbindungen sehr schwer wasserlöslich und außerdem in
ein gallertiges Bett eingelagert sind, werden sie auch nur sehr schwer
herausdiffundieren können. Gassmann nimmt an, daß das Kalzium-
phosphat in Form seines Komplexsalzes im Knochen vorkommt, also
ähnlich polymerisiert, wie die Glukose zum Glykogen:

$$\left[Ca \left(\begin{matrix} OPO_3{\cdot}Ca \\ \diagdown{\cdot}Ca \\ OPO_3{\cdot}Ca \end{matrix} \right) 3 \right] CO_3 + xH_2O.$$

Ferner spielt das Kalzium eine wichtige Rolle bei der Erregbarkeits-
änderung des Nerven; es setzt diese herab, während alle Ca-fällenden
Salze sie erhöhen. So muß z. B. der Rollenabstand eines Induktoriums,
der gerade noch bei einem Froschnerven-Muskelpräparat Zuckung erzeugt, bei einem normalen Präparat um ein Vielfaches kleiner sein
als bei einem kurz mit verdünnter Oxalsäure behandeltem Präparat,
dessen Kalziumsalze auf diese Art ausgefällt sind. — Dialysiert man
ferner Hundeblut gegen eine Ca-freie Flüssigkeit und durchströmt
mit ihm eine isolierte Extremität eines lebenden Tieres, so ist die
galvanische Erregbarkeit gegenüber der anderen Extremität stark erhöht. Aus denselben Gründen wirkt auch Aufbewahrung von Muskel-
präparaten in Ca-freier Ringerlösung erregbarkeitssteigernd, da die
Kalziumsalze herausdiffundieren, während in Ca-haltiger Lösung die
Muskeln bis zu 24 Stunden ihre normale Erregbarkeit beibehalten. —

Entfernt man Katzen die Epithelkörperchen, und durchspült mit ihrem Serum Froschherzen, so wird deren Kontraktionsgröße in demselben Maße herabgesetzt wie in Ringerlösung mit vermindertem Ca-Gehalt; auch nach der Veraschung zeigt die Asche dieses Serums in froschisotonischen Lösungen die gleichen Differenzen gegen die normale (Trendelenburg). — Nach diesen Beispielen wird uns jetzt das nach der Epithelkörperchenentfernung auftretende Krankheitsbild, die Tetanie, verständlicher werden. Solche Tiere zeigen eine gesteigerte Übererregbarkeit der sensiblen und motorischen Nerven; Berührung, Aufregung ruft die heftigsten Muskelkrämpfe, besonders im Bereich der oberen Extremitäten hervor. — Während normalerweise die untere Grenze für die Kathodenschließungszuckung beim Menschen bei der Reizung des Nervus ulnaris bei 0,9 Milliampère liegt, für die Anodenöffnungszuckung bei 2,5—3 Milliampère, sinken diese Zahlen bei der Tetanie bis auf 0,1 Milliampère für den ersten Wert, und die Anodenöffnungszuckung tritt jetzt bisweilen noch früher auf. — Vergleichende Analysen mit dem gesamten veraschten Körper normaler Tiere ergaben bei den tetaniekranken eine Verarmung an Ca, das auch im Blute stark vermindert war. — In Stoffwechselversuchen hatten solche parathyreopriven Tiere stets eine negative Ca-Bilanz mit gleichzeitiger Vermehrung der im Harn und in den Fäzes ausgeschiedenen anorganischen Phosphate und Magnesiumverbindungen. — Subkutane Injektionen von Ca- oder Magnesiumsalzen setzten die gesteigerte Erregbarkeit herab, so daß auch die Krämpfe aufhörten; dieselben Wirkungen hatten Lanthan- und Thoriumverbindungen. — Die Knochen der epithelkörperchenlosen Tiere sind weicher, brüchiger als diejenigen der Kontrollen; nach künstlichen Knochenbrüchen, die leichter als bei gesunden Tieren auszuführen sind, ist die Kallusbildung verlangsamt oder überhaupt aufgehoben; die chemische Untersuchung ergibt auch hier Verarmung an Ca. — Dieselbe Ursache liegt einer gleichzeitig eintretenden Wachstumsstörung der Zähne zugrunde. In der 6. bis 10. Woche nach der Operation traten an der Vorderfläche der Nagezähne von Kaninchen milchige, weiße Flecken auf, welche mit fortschreitendem Wachstum sich allmählich der Zahnspitze nähern. Diese Flecken zeigen Stellen mangelhafter Verkalkung des Dentins und fehlenden Schmelzüberzug an. Solche Zähne brechen leicht ab und entwickeln auf der Bruchfläche der unteren Nagezähne schnell zerfallende Geschwüre, während die oberen leichter abheilen. Nach künstlicher Überpflanzung anderer Epithelkörperchen in die Milz oder in die Muskulatur, nicht aber nach Verfütterung, entwickeln sich die Zähne der operierten Tiere normal weiter unter gleichzeitigem Schwund der nervösen Erscheinungen, und nur eine schmale kalkfreie Zone erinnert später im histologischen Bilde noch an die Erkrankung. Es gelingt nicht, bei parathyreoidektomierten Ratten nur durch Überschwemmung des Körpers mit Kalksalzen die Erkrankung rückgängig zu machen, ein weiterer Beweis dafür, daß die Epithelkörperchen für die Assimilation des Kalziums unentbehrlich sind (Izumi, Farner und Klinger).

Welches sind nun die Ursachen für diese Störung des Kalzium-
stoffwechsels? Wir haben oben bereits die hochgradigen Störungen
des Eiweißstoffwechsels nach der Entfernung der Epithelkörperchen
kennen gelernt. Das Auftreten der verschiedensten proteinogenen
Amine im Harn, der dadurch oft alkalisch reagiert, ist wiederholt bestätigt worden; noch nicht geklärt ist dagegen die Frage, ob diese
Mehrbildung von Basen als eine Abwehrreaktion des Organismus zur
Neutralisation vermehrter Säurebildung aufzufassen ist, oder ob die
gestörte Desamidierung der Aminosäuren der Kernpunkt dieser Störung ist. Nach der Injektion von β-Imidazoläthylamin (aus Histidin)
sind ähnliche Krankheitsbilder wie bei der Tetanie beschrieben worden,
so daß dieses Amin von vielen Forschern mit dem hypothetischen
Tetaniegift identifiziert wurde. Aus allen diesen Befunden ist ver-
schiedentlich geschlossen worden, daß die physiologische Aufgabe der
Epithelkörperchen darin bestehen solle, bestimmte Abbauprodukte des
Eiweißstoffwechsels (Guanidin) zu entgiften. Man suchte diese Auffassung
durch Injektionen von Serum parathyreopriver Tiere an andere und die
dabei auftretenden tödlichen Vergiftungserscheinungen zu stützen. Die
Verminderung der Übererregbarkeit nach weiterer Entfernung der
Schilddrüse kann man im Sinne dieser Hypothese so deuten, daß
nach dieser zweiten Operation der Eiweißstoffwechsel herabgesetzt
ist, so daß auch weniger toxische Abbauprodukte entstehen. —
Bei vermehrter Säurebildung sollen die anorganischen Kationen, vor
allem das Ca aus ihren anorganischen Verbindungen als kohlen- und
phosphorsaure Salze verdrängt und als lösliche Salze ausgeschwemmt
werden. — Alles in allem können diese Theorien die bekannten Tatsachen aber nicht restlos erklären, und erst weiteren Forschungen
muß die Entscheidung vorbehalten bleiben: Entgiftung oder echte
Hormonwirkung.

Eine weitere wichtige Rolle im Kalziumstoffwechsel spielt die Thymus; auch ihre physiologischen Wirkungen hat man wieder indirekt
durch operative Entfernung zu erklären versucht. Führt man diese
Thymektomie bei jugendlichen, noch nicht geschlechtsreifen Tieren
aus, so beobachtet man eine nach etwa 4 Wochen einsetzende Knochen-
veränderung, die ähnlich derjenigen bei Parathyreoidektomie verläuft:
Vor allem die Röhrenknochen der Extremitäten werden weich und
biegsam, zeigen kugelige Auftreibungen und lassen im histologischen
Bilde fast vollständig die normalerweise eintretende Umwandlung des
Knorpelgewebes in Knochen vermissen. Untersuchungen des Ca-Stoffwechsels ergeben negative Bilanzen, die auch nach Zufuhr von Kalzium-
salzen oder Injektion von Thymuspreßsaft nicht verändert werden;
der absolute Ca-Gehalt der Knochen und Gewebe ist dabei vermindert. — Bei erwachsenen Tieren, ebenso bei älteren Menschen wird
die Entfernung der Thymus ohne große Nachteile vertragen, und auch
bei Jugendlichen stehen die Knochenveränderungen zunächst im
Vordergrunde; die nach Entfernung der Epithelkörperchen sogleich
einsetzenden hochgradigen Erregungserscheinungen werden nicht be-

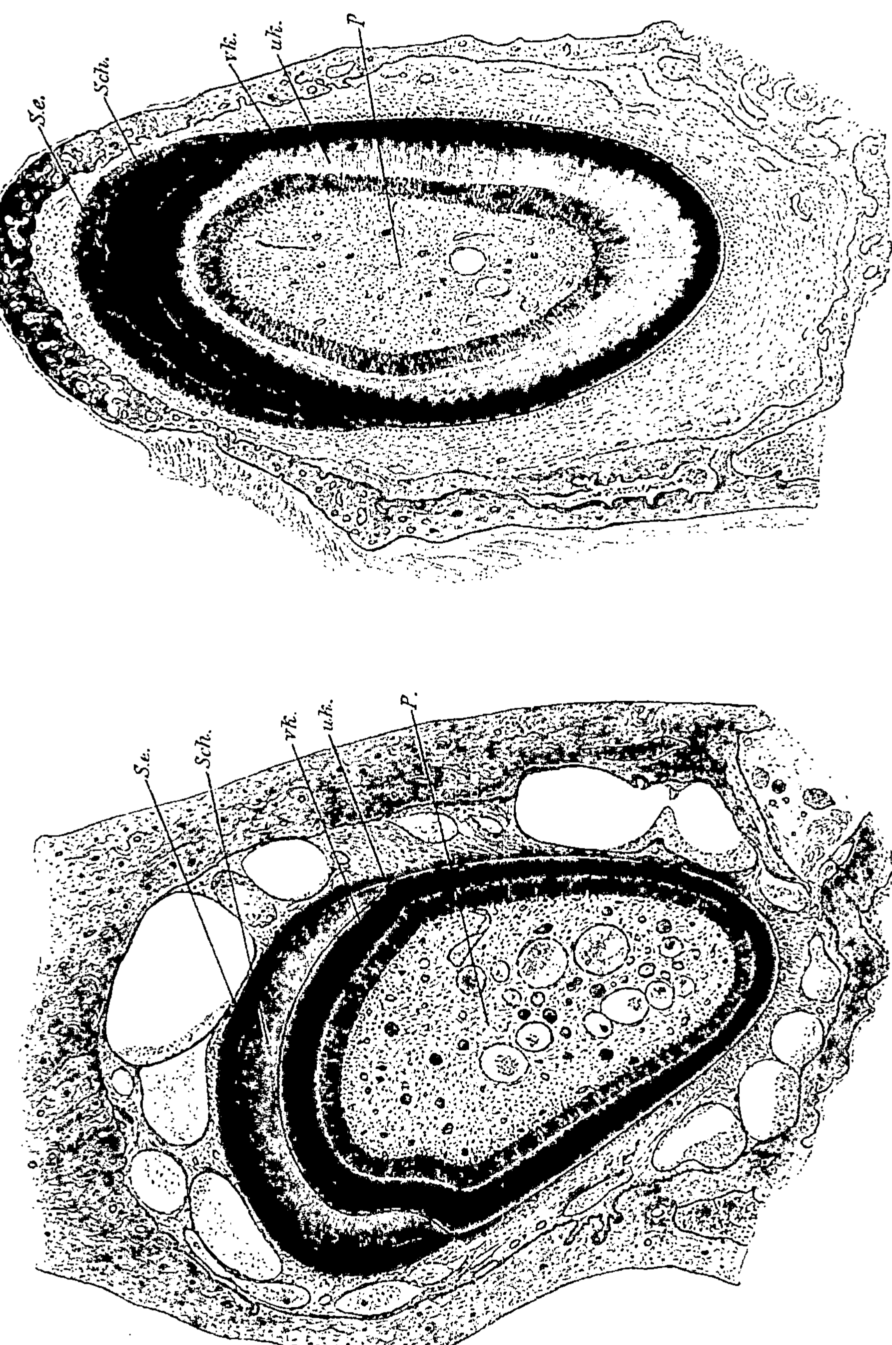

Abb. 18.

a) Querschnitt durch den unteren Nagezahn einer gesunden Ratte, b) durch den unteren Nagezahn einer epithelkörperlosen Ratte. *S.e.* = Schmelzepithel; *Sch.* = Schmelz; *vk.* = verkalktes, *uk.* = unverkalktes Dentin; *P.* = Pulpa.   Nach Fleischmann.

obachtet. Alle diese Befunde deuten darauf hin, daß die Aufgabe der Thymus hauptsächlich darin besteht, die Assimilation der Kalziumsalze zu fördern, sie in eine Form überzuführen, die ähnlich wie das kolloide Glykogen nicht mehr so leicht durch die Zellwände hindurch diffundieren kann. Ob diese Verbindungen nun für das Knochengerüst komplexe kohlen- und phosphorsaure Verbindungen sind oder wie neuere Anschauungen wollen kompliziertere Additionsverbindungen mit den Zellkolloiden, bleibe vorläufig dahingestellt.

Ähnlich unaufgeklärt wie für Epithelkörperchen und Thymus ist die Rolle der Keimdrüsen für. den Ca-Stoffwechsel; auch hier kennen wir aus klinischen Beobachtungen Zusammenhänge zwischen Ca-Assimilation und Ovarien. — Die Osteomalazie, die am häufigsten bei graviden Frauen vorkommt, ist mit einer starken, bei der normalen Schwangerschaft schon erhöhten Kalzium- und Phosphorausscheidung im Harn und in den Fäzes verbunden; gleichzeitig ist auch der Gehalt des Serums an diesen anorganischen Bestandteilen vermehrt, so daß die Hypothese aufgestellt wurde, daß die vermehrte Inkretion, die im histologischen Bilde an der Vermehrung der spezifischen Zellen erkennbar ist, die Ursache des gesteigerten Ca-Stoffwechsels sein solle, um den jetzt verdoppelten Ansprüchen der Mutter und des Fötus zu genügen. Die nach Ovariotomie schnell einsetzende Heilung schien diese Theorien zu stützen. Gleichzeitig ist aber bei der Gravidität auch die Inkretion anderer Blutdrüsen verändert. Auf die Vergrößerung der Schilddrüse ist schon hingewiesen worden; daß auch ihr Ausfall störend auf den Ca-Kreislauf wirkt, zeigen neuere Untersuchungen über die Zusammensetzung der Milch nach Thyreoidektomie. Während in der normalen Ziegenmilch das Verhältnis $CaO : P_2O_5$ 100 : 110 ist, wird es nach der Operation unter Anstieg der Säuregrade der Milch von 5—6 auf 9 verschoben zu 100 : 160. Daß hierbei der Ca-Gehalt auch absolut abgenommen hatte bei Vermehrung der Phosphorausscheidung, mögen die folgenden Zahlen beweisen:

Zusammensetzung der Ziegenmilch nach Entfernung der Schilddrüse. (Nach G r i m m e r.)

	1 Liter Milch enthielt:			100 g Asche enthielten:		
	Asche g	CaO %	P$_2$O$_5$ %	CaO g	P$_2$O$_5$ g	Verhältnis
Vor der Operation	0,650	0,195	0,215	29,98	33,08	100:110,4
Nach der Operation	0,727	0,150	0,253	21,66	34,76	100:160,5

Diese Ergebnisse stützten wieder jene Theorien, welche annahmen, daß die Regelung des Ca-Stoffwechsels nicht primär durch die Ovarien erfolge, sondern auf dem Umwege über die Schilddrüse.

An dieser Stelle möge auch noch einmal auf die Bedeutung der Ovarien für die Eisenassimilation hingewiesen werden; wir haben bereits in der Chlorose eine Störung während der Pubertät kennen gelernt und deuteten sie als eine übergroße Eisenausscheidung, die durch Zufuhr von anorganischen Eisensalzen wieder kompensiert werden konnte, so daß also die Synthese des Hämoglobins bei dieser Erkrankung nicht gestört ist. Vielleicht geht der Weg des Eisens hierbei über eine andere Drüse, die Milz, in der nach Asher ein steter Zerfall von roten Blutkörperchen und Aufstapelung des freiwerdenden Eisens stattfindet. Ihre Entfernung vermehrt bei Hunden die Zahl der roten Blutkörperchen und den Hämoglobingehalt des Blutes. Da nach seinen neueren Untersuchungen die Schilddrüse antagonistisch zur Milz wirkt, kann deren vermehrte Tätigkeit während der Pubertät die Veranlassung für die vermehrte Eisenausschwemmung und die verminderte Hämoglobinbildung sein.

Eine besondere Stellung unter den anorganischen Bestandteilen nimmt das Jod ein; es findet sich in Spuren in allen Organen, in der größten Anhäufung in der Schilddrüse; in 100 g wurden im Durchschnitt beim Menschen 10 mg gefunden, doch schwankt diese Zahl nach den einzelnen Gegenden, dem Alter und Geschlecht. — So können z. B. Drüsen von gesunden Rindern zwischen 0,023—0,468%, von Schweinen zwischen 0,337—0,81% Jod enthalten (Tatum). — Wird eine Hälfte der Thyreoidea entfernt, so nimmt der Jodgehalt der anderen bis auf das Doppelte zu. Ebenso steigt die gesamte Jodmenge nach Verfütterung von anorganischen Jodsalzen, wobei geringe Spuren eine Zeitlang im Blute nachgewiesen werden können: so nimmt z. B. ihr Jodgehalt bei Schafen nach Verfütterung von Meeresalgen von 0,16—0,4% auf 0,71% zu. — In der Schilddrüse findet man fast alles Jod in nicht ionisierter Bindung in Eiweiß „eingebaut" vor (Herzfeld und Klinger), und nur geringe Mengen sind in Azeton löslich, davon Spuren Jodkalium (Blum und Grützner). — Wird die Schilddrüse operativ entfernt und an einer anderen Körperstelle wieder eingepflanzt, so hat sie ihr Jodspeicherungsvermögen nicht verloren und vermag gleichzeitig alle Ausfallserscheinungen zu verhindern. — Diese Befunde lassen in bezug auf den Jodstoffwechsel wieder das Bestreben des Organismus erkennen, im Überfluß aufgenommene, lösliche Bestandteile durch Umwandlung in Kolloide für die Zellwand schwerer dialysierbar zu machen, um eine allzu schnelle Ausscheidung und Überschwemmung des Blutes damit zu verhindern. — Im Sinne älterer Theorien schrieb man daher auch der Schilddrüse nur entgiftende Eigenschaften zu; aber die geringen, in Betracht kommenden Jodmengen können nicht allein die schnell auch beim hungernden Tiere einsetzenden, schon beschriebenen Ausfallserscheinungen als Jodvergiftung erklären. — Die Hormonwirkung der Schilddrüse steht heute außerhalb jeder Diskussion; fraglich ist nur noch, ob die Inkrete jodhaltige Verbindungen sind (Baumann, Oswald, Kendall) oder ob das Jod nur die Inkretion der Follikelzellen anregt (Herzfeld und Klinger), die Inkrete selbst aber Amine sind (Abelin). — Die letzteren Versuche sind für die Konstitution des

Schilddrüsenhormons nicht beweisend, da man auch mit vielen anderen
Präparaten noch Steigerung des Stoffwechsels schilddrüsenloser Tiere
und Metamorphosebeschleunigung von Kaulquappen erreichen kann. —
Für eine direkte Beteiligung des Jods an der inneren Sekretion sprechen
dagegen die spezifischen Wirkungen der aus der Schilddrüse isolierten
jodhaltigen Verbindung Thyroxin (vgl. hierzu Kap. XI).

Bei einer Zusammenfassung des anorganischen Stoffwechsels unter
einem gemeinsamen Gesichtspunkte finden wir immer wieder das Bestreben des Organismus, mit Hilfe der Inkrete die anorganischen Salze
zu entionisieren, sie in kolloide Verbindungen umzuwandeln, die durch
ihre Teilchengröße an Reaktionsfähigkeit verloren haben. — Für den
Kalkstoffwechsel kommen hauptsächlich Epithelkörperchen und Thymus in Betracht, für das Eisen die Milz, die indirekt durch die Schilddrüse beeinflußt werden kann, für das Jod die Schilddrüse, die sich
anscheinend das dem Körper entzogene Jod gleichzeitig zum Aufbau
ihrer Inkrete nutzbar macht.

4. Wasserhaushalt und Nierenfunktion.

Die moderne Physiologie betrachtet die Aufnahme, die Assimilation,
die Wiederausscheidung des Wassers jetzt vielfach von physikalisch-
chemischen Gesichtspunkten aus und läßt nicht mehr nur rein physikalische Gesetzmäßigkeiten gelten. Aus den Untersuchungen van
Bemmelens, M. H. Fischers, Hofmeisters, Handovskys und eigener
wissen wir, welche verwickelten Vorgänge bei der Wasserbindung durch
den tierischen Organismus in Betracht kommen, wie der Wassergehalt
eines Gewebes, sein Quellungsgrad, abhängig ist von dem Gehalt an
anorganischen Salzen, der Wasserstoffionenkonzentration der umgebenden Flüssigkeit, dem jeweiligen Mischungsverhältnisse aus den einzelnen
Bestandteilen: Eiweiß, Fetten, Lipoiden usw. — Hiernach ist es eigentlich selbstverständlich, daß die verschiedensten Stoffwechseländerungen,
die wir bei der Störung des inkretorischen Gleichgewichts auftreten
sahen, auch einen veränderten Quellungsgrad der Gewebe bedingen
müssen, so daß also die Wasserverteilung im Organismus auch indirekt
wieder eine Funktion der inneren Sekretion ist. — Den Klinikern am
bekanntesten ist ein nach Schilddrüsenausfall oder -unterfunktion ein-
tretender vermehrter Quellungsgrad der Haut und des Unterhaut-
bindegewebes, das Myxödem. Die Haut am Kopfe, in den Supra-
klavikulargruben, am Nacken, auf dem Hand- und Fußrücken ist teigig
geschwollen und prall gespannt; Fingereindrücke erzeugen bleibende
Vertiefungen im Gegensatz zu dem echten Ödem, der Flüssigkeits-
ansammlung in den Bindegewebsspalten. Ältere Forscher glaubten
die Hautveränderung auf das Auftreten von „Muzin" zurückführen zu
können; selbst Falta meint die negativen Befunde vieler Autoren,
die weder chemisch noch physikalisch eine muzinähnliche Substanz
nachweisen konnten, damit erklären zu müssen, daß er Schwankungen
dieser schleimähnlichen Substanz während der Erkrankung annimmt.

Was hier als Bildung eines neuen Eiweißkörpers gedeutet wurde, ist nur eine vermehrte Wasseraufnahme durch Veränderung des Quellungsgrades des Gewebes, das dadurch das gallertige, an Muzin erinnernde Aussehen erhält. Ob die mit dem Schilddrüsenausfall verbundene negative Kalziumbilanz die Ursache ist oder die veränderte Zusammensetzung des Blutplasmas als Folge des veränderten Eiweiß- und Kohlehydratstoffwechsels können wir noch nicht entscheiden. Es ist aber kaum anzunehmen, daß in dem komplizierten Gefüge des Stoffwechsels nun gerade nur der Ausfall einer Komponente die veränderte Quellbarkeit bedingt haben sollte. — Der exakte Beweis dafür, daß die Schilddrüse diesen Einfluß auf die Quellung besitzt, wird durch die Therapie des Myxödems erbracht: Verschwinden aller krankhaften Erscheinungen nach Verabreichung von Schilddrüsenpräparaten.

Man hat in den letzten Jahren auch wiederholt versucht, die Nierensekretion auf rein physikalisch-chemische Vorgänge zurückzuführen. Für die Absonderung des Wassers kommen wir aber immer noch sehr gut mit reinen physikalischen Erklärungen aus, und die alte Ludwig-Gollsche Annahme, daß hierbei eine Filtration unter Druck aus den verengten Glomeruli erfolge, die bei Absinken des Aortendruckes unter 40 mm Quecksilber aufhört, ist auch heute noch gültig, wenn wir auch eine verallgemeinernde Anwendung auf die übrigen Harnbestandteile ablehnen müssen. Beweisend hierfür ist der Einfluß zweier inkretorischer Drüsen, der Nebennieren und der Hypophyse, auf die Menge des abgesonderten Wassers. Wie wir schon wiederholt festgestellt haben, wirkt Adrenalin tonuserregend auf die glatte Muskulatur der Nierenarterien, die Extrakte des Hypophysenmittel- und -hinterlappens dagegen tonusherabsetzend. Dementsprechend wird auch immer bei großen, blutdrucksteigernden Adrenalinmengen vermehrte Harnabsonderung eintreten, ebenso wie nach Exstirpation oder Funktionsausfall der erkrankten Hypophyse die jetzt nicht mehr gehemmte physiologische Nebennierenwirkung den Blutdruck in der Niere erhöht. Die Störung der Hypophyseninkretion ist den Klinikern unter dem Bilde des Diabetes insipidus bekannt. Bei dem Studium älterer Arbeiten findet man häufig die Angaben, daß Extrakte aus Hypophysen harnvermehrend wirkten, also entgegen der eben angeführten Theorie. Aus den Untersuchungen der letzten Jahre wissen wir aber, daß in den verschiedenen Teilen der Hypophyse verschieden wirksame Inkrete vorkommen; Injektion von Extrakten aus dem Hinterlappen oder Präparate wie Hypophysin, Pituitrin setzen die Harnausscheidung bei gesunden Menschen und beim Diabetes insipidus herab und erhöhen die Konzentration des Harns. Der wirksame Anteil ist hierbei die Pars intermedia, die aber praktisch nicht ganz rein isoliert werden kann (Leschke). Extrakte aus dem Vorderlappen haben die entgegengesetzte Wirkung; sie erzeugen Polyurie, so daß also bei Funktionsausfall des Mittel- und Hinterlappens Diabetes insipidus eintritt, während bei der Erkrankung der gesamten Drüse die vermehrte Harnabsonderung ausbleiben kann

(Jacoby). So stieg z. B. 5 Stunden nach der Injektion eines Hinter-
lappenextraktes das spezifische Gewicht bei einem gesunden Menschen
von 1,002 auf 1,014, der Kochsalzgehalt des Harnes von 0,078 %
auf 0,425 %, der Harnstoffgehalt von 0,125 auf 0,525 % (Leschke). —
Wiederholt ist versucht worden, die Bedeutung der inneren Sekretion
der Hypophyse für die Entstehung des diabetes insipidus dadurch
auszuschalten, daß auf Versuche hingewiesen wurde, in denen es gelang, durch isolierte Verletzung des hypothalamus unter Schonung
der Drüse dasselbe Krankheitsbild zu erzeugen (Baily und Bremer).
Selbst wenn es möglich sein sollte, diese Operation auszuführen ohne
gleichzeitig durch die folgenden Entzündungserscheinungen die Hypophyse in Mitleidenschaft zu ziehen, so besagen diese Experimente

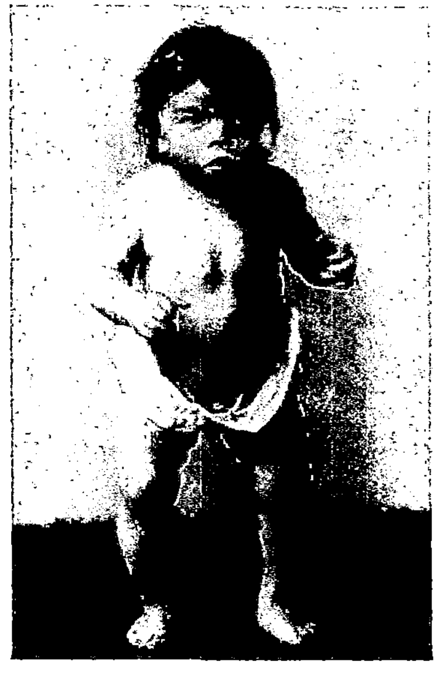 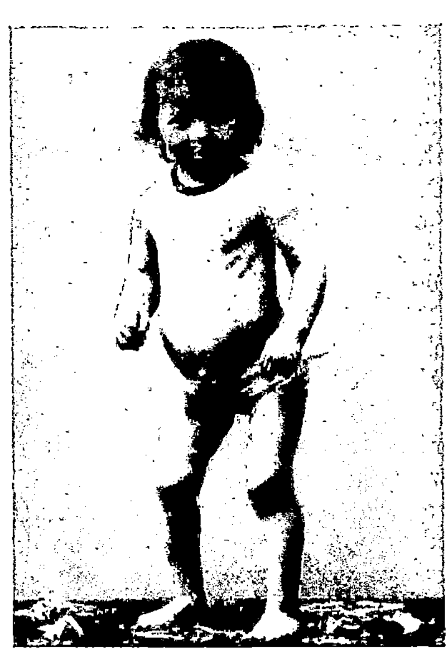

a   Abb. 19.   b

a) Kretinismus und Myxödem bei einem 4½jährigen Mädchen. — Nach
Honigmann.
b) Dasselbe Kind im Alter von 5½ Jahren nach 13monatlicher Behandlung
mit Schilddrüsenextrakt.

nichts gegen die innere Sekretion der Hypophyse, da durch die Verletzung dieser Gehirnzentren den Hypophyseninkreten die Möglichkeit entzogen wird, erregend auf sie einzuwirken, so daß die Wirkung der Verletzung des hypothalamus oder des tuber cinereums dieselbe sein muß wie die Exstirpation der Drüse. Die positiven Versuche durch Injektion frischer Extrakte die Wasserausscheidung herabzusetzen, besagen mehr als diese operativen Eingriffe. Der Tonus der
Harnblasenmuskulatur wird durch Adrenalin herabgesetzt, entsprechend
der nach Reizung der zugehörigen Sympathikusfasern eintretenden

Wirkung, während die Kontraktionen des Ureters verstärkt werden, eine sinnreiche Anpassung an die vermehrte Nierensekretion nach Adrenalin.

In einer großen Reihe von Arbeiten ist immer wieder der Beweis zu führen versucht, daß auch die Niere selbst eine Drüse mit innerer Sekretion sei. Man schloß dies aus der günstigen Beeinflussung der nach Nierenexstirpation eintretenden Urämie durch Injektion von Nierenextrakten gesunder Tiere. Die Lebensdauer sollte dadurch verlängert und die urämischen Symptome, Benommenheit, Cheyne-Stokesscher Atemtypus, Erbrechen usw., gebessert werden. Andere Autoren berichteten über blutdrucksteigernde Wirkungen (40—60 mm Druckerhöhung) dieser Extrakte bei gesunden Tieren. Nach der Injektion von wäßrigen Nierenauszügen beschreibt Biedl eine Vermehrung des Lymphausflusses aus dem Ductus thoracicus um das 8—22fache; die durch Beimengung von Erythrozyten entstandene rote Färbung dieser Lymphe deutet aber schon darauf hin, daß die Ursache des vermehrten Abflusses in einer Schädigung der Blutgefäßkapillaren zu suchen ist, deren Wandung durchlässiger geworden war. — Dagegen wurde niemals Blutdrucksteigerung oder Lymphvermehrung nach Injektion von Nierenvenenblut gesunder Tiere beobachtet, und die bei nephrektomierten Kaninchen beschriebene Blutdrucksteigerung nach Injektion von 2 ccm Blut (Tigerstedt und Bergmann) konnte von anderen (Lewandowsky) nicht bestätigt werden. Auch nach der Vereinigung des Blutkreislaufes zweier Ratten gelang es nicht, nach Unterbindung der Ureteren des einen Tieres bei ihm Ödeme und Urämie zu verhindern, so daß es unverständlich bleibt, wie man trotzdem aus solchen Symbioseversuchen auf eine innere Sekretion der Niere schließen konnte, da ja doch das Kriterium hierfür gerade die Verhinderung der Ausfallserscheinungen an dem kranken Tiere durch die Inkretion des gesunden gewesen wäre. Gegen diese Hypothesen spricht auch, daß der histologische Aufbau der Nieren weder den Typus des Epithelkörperchens noch den des gliösen Nebennierenmarks oder des Hypophysenhinterlappens zeigt. Während die Ausfallserscheinungen nach Exstirpation der endokrinen Drüsen durch Verpflanzung kleiner Stücke gesunder entsprechender Organe für längere oder kürzere Zeit beseitigt werden können, ist es noch nie gelungen, die Urämie, die ja ebenfalls durch Fortfall der Inkretion der Niere erklärt wird, durch Überpflanzung von Nieren zu mildern. Dagegen ist es eine jedem Kliniker bekannte Tatsache, daß nach Aderlaß und der Injektion eines Diuretikums die Symptome der Urämie nach kurzer Zeit verschwinden. Ein letzter Beweis dafür, daß die krankhaften Erscheinungen nicht durch Störung der inneren Sekretion, sondern durch Anhäufung der giftigen Stoffwechselendprodukte im Blute und in den Körperzellen als Folge der gehemmten Ausscheidung bedingt sind.

5. Magen- und Darmtätigkeit.

Die zur Fortbewegung des Inhaltes dienenden Darmbewegungen können wir in zwei Komponenten trennen, Pendel- und peristaltische

Bewegungen, die durch Kontraktion der glatten Längs- und Rings-
muskulatur bedingt sind. Diese Bewegungen werden vom Zentralnervensystem aus reguliert; elektrische oder mechanische Reizung des
Nervus vagus unterhalb der Abzweigung der Herzfasern erzeugt eine
kurzdauernde Hemmung, dann eine immer mehr zunehmende Geschwindigkeit der Peristaltik; dieser Versuch gelingt aber immer nur dann
einwandfrei, wenn vorher die Nervi splanchnici durchtrennt wurden.
Wir können also annehmen, daß der Sympathikus die Kontraktionen
der glatten Darmmuskulatur hemmt, der N. vagus sie beschleunigt,
also die entgegengesetzte Wirkung, die sie auf die Gefäßmuskulatur
der Baucharterien und die Schließmuskeln des Magen-Darmkanals:
Sphincter pylori, ilio-colicus und ani, ausüben. — Die den Nervus
sympathicus entsprechenden Wirkungen können nach unseren bisherigen Ausführungen auch durch Adrenalin verstärkt werden, und in
der Tat findet man nach intravenöser Injektion von Adrenalin noch
in Verdünnungen von 1:30 Millionen stark verminderte Peristaltik
mit Erschlaffung der Ringmuskulatur, starker Kontraktion der Schließmuskeln und Verengerung der Darmgefäße, ein sinnvolles Ineinander-
greifen der verschiedensten Mechanismen. — Denselben Antagonismus
wie bei den Nierengefäßen finden wir auch hier wieder zwischen
Nebennieren und Hypophyse: subkutane Injektionen von Pituitrin
beschleunigen in Verdünnungen von 1:5—10000 die Peristaltik;
direkte Beobachtungen durch ein in die Bauchwand eingelassenes
Zelloidinfenster haben diese Beobachtung immer wieder bestätigt. —
Die Exstirpation der Schilddrüse bedingt stets Obstipation, die durch
Verfütterung von Drüsen oder Injektion von Extrakten schnell wieder
in Diarrhöen umgewandelt werden kann. Die Ursache ist im ersteren
Falle eine Erregbarkeitsverminderung des Vagus, die durch die Präparate wieder erhöht wird, wie wir es schon früher nach Injektionen
von Jodthyreoglobulin kennen lernten.

Die peripheren Leitungsbahnen regeln nur die Darmbewegung
durch Übertragung zentraler Reize; nach ihrer Durchtrennung geht
die Peristaltik weiter und kann auch am isolierten Darmstück in
lebendwarmer Tyrode-Lösung noch lange Zeit weiter beobachtet werden. Selbst nach Entfernung des Meißnerschen Plexus ist die Kontraktion der Ringmuskulatur nicht gestört; erst nach ihrer Isolierung
vom Auerbachschen Plexus stellt sie ihre regelmäßigen Zusammen-
ziehungen ein, während die Längsmuskulatur, die mit diesem autonomen Zentrum noch in Verbindung geblieben ist, sich weiter kon-
trahiert. — Diese automatischen Kontraktionen können durch Hor-
monwirkungen beeinflußt werden. Zuerst stellten Zuelzer, Dohr
und Marxer, später Weiland durch Extraktion der Darmschleimhaut
nach Fällung des Eiweißes eine Substanz dar, das „Hormonal“, die
nach Injektion von 10—20 ccm des Handelspräparates die Peristaltik
stark vermehrte unter gleichzeitiger Herabsetzung des Blutdruckes.
Dieselbe verstärkende Wirkung erzielte man mit Milzextrakten, so
daß die Hypothese aufgestellt wurde, daß die Bildungsstätte des In-

krets die Magenschleimhaut, das Depot die Milz sei. Magnus und seine Mitarbeiter le Heux u. a. konnten zeigen, daß die wirksamen wäßrigen Extrakte aus beliebigen Teilen der Magen-Darmschleimhaut gewonnen werden konnten, und daß der wirksame Bestandteil durch Azetylieren, Anlagerung des Essigsäurerestes, in seiner Wirkung 600 bis 1200 mal verstärkt wurde; der Blutdruck war dabei herabgesetzt, bei einem Kaninchen nach Injektion von 2 mg der isolierten Substanz um 10 mm Hg, Herz und Atmung waren wie bei der Vagusreizung verändert. Wurde in isolierten Darmstücken der Auerbachsche Plexus entfernt, so waren die Extrakte unwirksam, während Pilokarpin, das an den Vagusendigungen direkt angreift und die autonomen Ganglien nicht beeinflußt, wirksam bleibt. Der Beweisring, daß dieses Hormon der Darmbewegung Cholin sei, wurde schließlich durch Isolierung der wirksamen Substanz und Darstellung und Identifizierung seiner Quecksilber-, Platin- und Golddoppelsalze geschlossen. Als Bildungsstätte kommt aber wahrscheinlich nicht nur die Darmschleimhaut in Betracht — die gesamte Dünndarmserosa gibt in der Stunde bei einem Kaninchen bis über 3 mg Cholin an die Außenflüssigkeit ab —, sondern vor allem die Nebennierenrinde und die Milz, die besonders reich an dieser Base sind, die in geringen Mengen aber auch in allen übrigen Organen nachgewiesen werden kann.

Neben der Peristaltik wird auch die Sekretion der Darmschleimhaut noch auf innersekretorischem Wege beeinflußt. Injektionen von Adrenalin rufen analog der Reizung des Nervus splanchnicus vermehrte Absonderung aller Schleimhautdrüsen im Magen-Darmkanal hervor, die auch nach Durchtrennung der versorgenden Nerven stets eintritt, so daß auch hier wieder der Angriffspunkt die Nervenendigungen, die Myoneuraljunktionen (oder Zellkerne) sein werden. Ebenso wird die Sekretion des Magensaftes und des Mundspeichelsaftes nach Adrenalin vermehrt. Auch die Galle beginnt nach seiner Injektion vermehrt aus den Lebergängen abzufließen, tritt aber nicht in das Duodenum über, sondern wird in der Gallenblase aufgefangen, da deren Muskulatur nach Adrenalin erschlafft.

6. Vitamine und Blutdrüsen.

Im engsten Zusammenhange mit dem Stoffwechsel steht eine Gruppe von Verbindungen, die nicht wie Kohlehydrate und Fette Kalorienspender sind und nicht wie die Aminosäuren das Eiweiß des Protoplasmas erneuern, die aber trotz der kleinen Mengen, in denen sie in den Nahrungsmitteln vorkommen, lebenswichtig sind, und deren Fehlen bestimmte Krankheitsbilder erzeugt, die schon länger unter dem Namen Beri-beri, Pellagra, Milchnährschäden des Säuglings usw. bekannt waren, ohne daß es bis vor kurzer Zeit gelang, ihre Ätiologie aufzuklären. Man bezeichnet sie als Vitamine (Funk), Nutramine (Abderhalden-Schaumann), akzessorische Nährstoffe (Hofmeister) und gewinnt sie durch Extraktion der Nahrungsmittel mit Wasser, Alkohol u. a., in besten Ausbeuten aus den Schalen, der Kleie, verschiedenster

Getreidekörner. Nordamerikanische Forscher, die am meisten während der letzten Jahre auf diesem Gebiete gearbeitet haben, teilen die Vitamine in drei Gruppen ein nach ihrer therapeutischen Wirksamkeit auf die drei hauptsächlich nach Verfütterung von geschältem Getreide, erhitzten, getrockneten oder extrahierten Nahrungsmitteln auftretenden Krankheiten: in ein antineuritisches, antirhachitisches und antiskorbutisches Prinzip. In jüngster Zeit ist mehrfach auf die Ähnlichkeit dieser Avitaminosen mit verschiedenen Inkretionsstörungen hingewiesen worden; der Temperaturabfall bei Tauben, welche einseitig nur mit geschliffenem Reis ernährt wurden, der sinkende Blutdruck, die tetanischen Krämpfe, die als Folge dieser „Polyneuritis" gedeutet wurden, obgleich es unverständlich war, wie eine Entzündung der Nerven durch Injektion von Hefe- und Kleiextrakten schon in wenigen Stunden geheilt werden sollte, wiesen darauf hin, daß das gesamte Stoffwechselgleichgewicht und damit auch die innere Sekretion gestört sein mußte.

Die Pellagra, eine beim Menschen nach einseitiger Ernährung mit Mais oder dessen Haupteiweiß, dem Zein, in dem Tryptophan und Lysin fehlen, auftretende Erkrankung hat große Ähnlichkeit mit der Addisonschen Krankheit. Dies legte die Vermutung nahe, daß die beobachteten nervösen Symptome, die als Störungen von seiten des sympathischen Nervensystems gedeutet werden können, durch die mangelhafte Bildung von Adrenalin bedingt seien. Die pathologischen Befunde an den Nebennieren von Pellagrakranken sind eine Stütze für diese Hypothese, da sie im Durchschnitt weniger wiegen als normale (9,2 g gegen 10,9) und auch ähnliche Veränderungen des sympathischen Nervensystems wie beim Addison gefunden wurden: Plasmolyse der sympathischen Ganglien mit Atrophie der zugehörigen marklosen Nervenfasern durch Hypertrophie des Rindengewebes (Roaf). Auch bei Tauben, bei denen experimentell durch einseitige Fütterung mit geschliffenem Reis eine Avitaminose erzeugt wurde, beschreiben Kellaway und McCarrison Veränderungen der Nebennieren: Vergrößerung der Rinde auf Kosten des normalen Marknetzes. — Weiter berichtete jüngst Seaman über die Heilung von Polyneuritis bei Tauben durch Injektion von salzsauren alkoholischen Extrakten aus Schilddrüsen, und Funk und Douglas beschreiben degenerative Veränderungen der Blutdrüse, vor allem der Thymus bei Beri-beri.

Im Zusammenhang mit diesen Befunden ist weiter die Vermutung ausgesprochen worden, daß die Lebenswichtigkeit der Vitamine darin bestände, daß sie Vorstufen bestimmter Inkrete seien. — So finden sich in vielen Nahrungsmitteln Amine, die in ihrem Aufbau dem Adrenalin nahestehen, z. B. im Emmenthaler Käse ein großer Gehalt von Tyramin, das nach Abderhalden als Vorstufe des Adrenalins betrachtet werden kann, das daraus durch Umwandlung der Seitenkette nach folgendem Schema entsteht:

$$C_5H_4(OH) \gg C.CH_2.CH.COOH - CO_2 \rightarrow \gg C.CH_2.CH_2.NH_2$$
$$\text{Tyrosin} \mid \qquad\qquad\qquad \text{Tyramin}$$
$$NH_2$$
$$+ O \rightarrow \gg C.CH(OH).CH_2.NH_2 + CH_3OH - H_2O \rightarrow \gg C.CH(OH).CH_2.NH.CH_3$$
$$\text{Adrenalinseitenkette.}$$

In den als Vitaminquelle bei der Heilung der Milchnährschäden von den Kinderärzten viel verwandten Malzkeimen (Samelson) ist Hordenin enthalten, eine Base, die ebenfalls dem Adrenalin noch näher verwandt ist, wie die beiden Strukturformeln zeigen mögen:

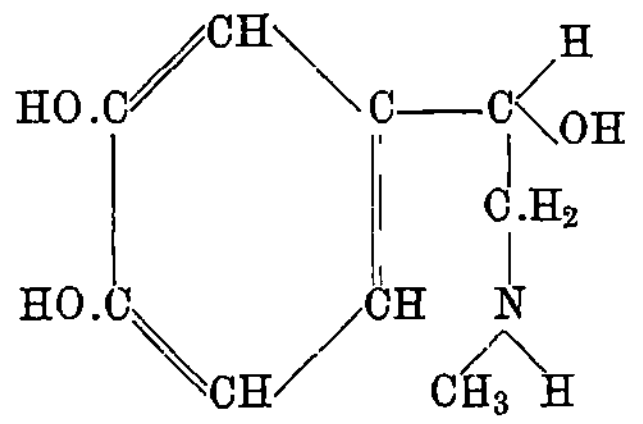

Adrenalin =
3, 4, Dioxyphenyl-methyl-aminoäthanol

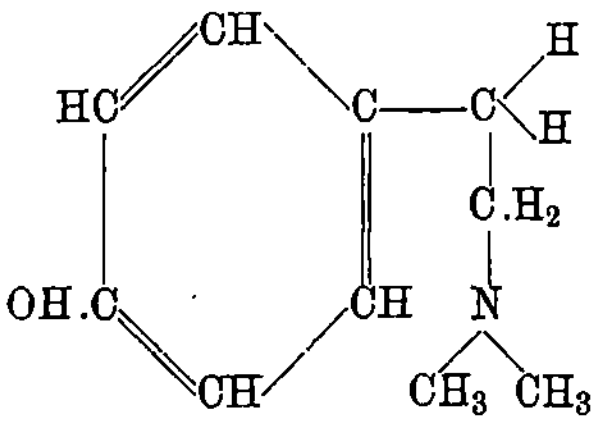

Hordenin =
4 Oxyphenyl-dimethyl-äthylamin.

Vorläufig sind aber alle diese Hypothesen noch sehr wenig experimentell gestützt, so daß weitere Untersuchungen über die Beziehungen zwischen Vitaminen und Inkreten abzuwarten bleiben.

7. Stoffwechsel und Muskelarbeit.

Der Grundstein zu der gesamten Lehre von der inneren Sekretion sind jene Versuche von Brown-Séquard im Jahre 1889, als er 20 Jahre nach der Aufstellung seiner Theorien über die „sécrétion interne" an sich selbst durch Injektion von Hodensaft, „liquide tésticulaire", seine Hypothesen praktisch zu beweisen suchte. Er beschrieb die darnach eintretenden Veränderungen als eine allgemeine Leistungssteigerung seines 72 Jahre alten Körpers unter Zunahme des Appetits und sämtlicher animalen und geistigen Funktionen. Seine Berichte über die spezifischen Wirkungen von Hodenextrakten auf die Leistungsfähigkeit der Körpermuskeln begegneten damals großen Zweifeln. Man führte die vermehrte Arbeitsleistung auf suggestive Einflüsse zurück, und Forel sprach sogar sehr scharf von „den senil-erotischen Vorstellungen" B.-S.s über die Spermatotherapie. — Die Grundlage für diese Hypothesen hatten Versuche am Dynamometer abgegeben. Im Jahre 1860 hatte der damals 43jährige noch einen Druck von 50 kg ausüben können; 1863: 46 kg; 1882: 37 kg, und das Mittel einer großen Zahl von Versuchen während 10 Tagen vor der ersten Injektion am 15. Mai 1889 war 34,5 kg (32—37). Schon nach der ersten Einspritzung von wäßrigen Extrakten aus Meerschweinchenhoden betrug der Wert 41 kg im Mittel und stieg im Maximum bis auf etwa 44 kg, ein Wert, der noch im Jahre 1892 von dem 75jährigen bei einer Demonstration vor der Pariser Akademie erreicht wurde. In zahlreichen anderen Versuchen französischer und deutscher Ärzte wurden diese Zahlen bestätigt; ich lasse zunächst einige der ersten Versuche über Leistungen am Ergographen folgen:

Tabelle III.
Einfluß von Hodenextraktinjektionen auf die Muskelkraft.

Kilogramm-meter	Versuchs-person	I. Periode 6 Tage vor der Injektion	II. Periode. 10 Tage lang Injektionen	III. Periode. 8 Tage nach der letzten Injektion
Minimum	I	8,036	8,525	9,857
	II	5,316	5,763	6,010
Maximum	I	9,525	9,823	10,821
	II	5,742	6,690	6,840
Mittelwerte	I	6,555	7,302	8,640
	II	4,497	4,866	5,550

Minimum- und Maximumversuche nach Brown-Séquard;
Mittelwerte nach Copriati.

Aus diesen Werten ergibt sich, daß die eigentliche Leistungssteigerung erst in den 8 Tagen nach der Injektion eintritt, so daß der Einwand erhoben wurde, daß es sich hierbei gar nicht um eine Wirkung des Hodenextraktes, sondern um Leistungssteigerung durch Übung handele, ein Gebiet, über das die moderne praktische Psychologie eine große Summe von Arbeiten besitzt. Auch Zoth und Pregl gingen mit denselben skeptischen Einwänden einige Jahre später daran, die Versuche Brown-Séquards am Ergographen nachzuprüfen. Sie verwandten zur subkutanen Injektion Glyzerinextrakte aus Hoden, die mit 5 % Kochsalz versetzt und unter einem Druck von 50 Atmosphären Kohlensäure durch Porzellanfilter getrieben waren; injiziert wurden täglich 2 ccm. Sie fanden hierbei beide übereinstimmend, daß der Anstieg der Ergographenkurve nach Injektionen bei weitem höher war, als derjenige, der durch längere Übung erreicht werden konnte. In einer Versuchsreihe an zwei Studenten, A und B, die nicht wußten, um was es sich bei den Übungen handelte, und von denen der eine nur reines Glyzerin während einer Periode injiziert bekam, um suggestive Beeinflussung prüfen zu können, erhielt Pregl nach einer Übungszunahme um 3,7 % während der ersten 7 Tage bei A einen Anstieg des Arbeitswertes nach Hodeninjektionen um 23,3 %. B zeigte eine Übungszunahme in der ersten Periode um 2,9 %, die in der zweiten Periode gegen den ursprünglichen Wert um 7 % abnahm; nach der Injektion von Extrakten stieg dagegen die Arbeitsleistung um 59 % gegen den ersten Wert an. — Diese Zahlen bilden einen bis jetzt nicht widerlegten Beweis für die Theorien Brown-Séquards. Sie mögen durch eigene Versuche noch gestützt werden, die ich zusammen mit Hauptstein ausführte, und die nach längeren Vorperioden bis zur erlangten Übungsfestigkeit unter Einschaltung von Blindversuchen zur Vermeidung suggestiver Beeinflussung deutlich die Steigerung der muskulären Leistungsfähigkeit am Tage nach der Injektion frischer Hodenextrakte ergaben.

Tabelle IV.
Einfluß von Hodenextrakten auf die muskuläre Leistungsfähigkeit.
Versuche am Dynamometer.

	rechte Hand Meter- kilogramm	linke Hand Meter- kilogramm	
Vorperiode 14 Tage	54,5—56 [1]	44,4—48,3	Keine Injektionen
15. Tag	57,4 [1]	45,4	Injektion von 1 ccm Extrakt
16. „	63,1	51,2	Injektion von 1 ccm Extrakt
18. „	54,8	47,0	Keine Injektion
21. „	55,5	44,3	Injektion von 1 ccm Extrakt
23. „	62,5	51,3	Keine Injektion
24. „	59,2	48.2	„ „
25. „	56,8	48,3	„ „
28. „	54,6	45.2	., „

Ich bin deshalb so ausführlich auf diese Arbeiten eingegangen, um den engen Zusammenhang zu zeigen, der sie mit den kürzlich veröffentlichten Ergebnissen Steinachs über Verjüngung durch experimentelle Neubelebung der alternden Pubertätsdrüse verbindet. Auch er fand nach seinen Operationen, Unterbindung des Vas deferens, auf die wir später ausführlich zu sprechen kommen, neben der äußerlich sichtbaren Wiederauffrischung des Haarkleides und der Haut, dem Neuerwachen des Geschlechtstriebes usw. gesteigerte muskuläre Leistungsfähigkeit, die sich bei Ratten in der „Kraftprobe" darin äußerte, daß das neuverjüngte Männchen von einem hohen Klotz durch einen gewandten Sprung oder schnelles Hinaufklettern ein Stück Speck herunterholte, während das senile Tier wohl versuchte, sich an dem Ast aufzurichten, aber bald ermüdet zurücksank. So operierte alte Männer berichteten über gesteigerte Leistung bei längeren Märschen, Treppensteigen usw. (Lichtenstern). — Worauf ist nun diese gesteigerte muskuläre Leistung nach Hodeninjektionen oder nach vermehrter physiologischer Funktion der interstitiellen Drüse zurückzuführen? Nach Steinach ist mit der Verjüngung auch eine neue Wachstumszunahme sämtlicher Organe verbunden, die wieder zu jugendlicher Elastizität anschwellen, so daß die vermehrte Arbeitsleistung durch Zunahme der Muskelmasse bedingt sein könnte. Daneben ist aber auch die Erregbarkeit des gesamten Nervensystems gesteigert, die ich auch nach Injektion von Hodenextrakten an Meerschweinchen nachweisen konnte. Die gesteigerte Muskelleistung können wir so mit derjenigen bei gesteigerter nervöser Erregbarkeit vergleichen, wie wir sie im täglichen Leben bei besonderen Kraftleistungen im Affekt beobachten können, oder wie sie auch schon Pregl an seinen Versuchspersonen nach psychischen Erregungen, z. B. einem Examen,

[1] Mittelwert aus je 20 Einzelversuchen.

festgestellt hat. Die Wirkungen der Hodeninkrete würden dann dieselben sein, die wir schon wiederholt nach der Injektion von Schilddrüsenpräparaten und von Adrenalin kennen gelernt haben: Verminderung der Reizschwelle bei gleichbleibender Leistung oder Erhöhung der Leistungen bei gleichbleibendem Reiz (vgl. S. 35); vielleicht ist ihre Wirkung auch nur indirekt auf dem Umwege über die
Schilddrüse oder Nebennieren zu erklären, deren Funktionsstörung zu
Muskeldystrophie führen kann (Brock und Kay). — Für diese Annahme
würden auch Versuche Drinkers sprechen, der an isolierten Muskeln
eine Abnahme der Ermüdungskurve nach Einwirkung von Extrakten
aus normalen oder Basedowschilddrüsen feststellen konnte. Eine ähnliche Rolle wird auch dem Synergisten der Thyreoidea, der Thymus,
zugeschrieben, deren Extrakte ebenfalls die Ermüdung von Frosch-
muskeln bei schnell aufeinanderfolgenden Reizen herabsetzen sollen.
Als Angriffspunkt für die Inkretwirkung nimmt Del Campo hierbei
die motorischen Nervenendigungen an,

VII. Wachstum und Körperform.

1. Wachstum des Skeletts.

Die Eigenschaft zu wachsen, d. h. durch Zueigenmachen der zu-
geführten Nahrungsstoffe ihre Masse zu vergrößern und durch Teilung
sich zu vermehren, kommt jeder lebenden Zelle zu. Auch außerhalb
ihres Verbandes mit dem Organismus kann man die Zellen fortzüchten;
bekannt sind die Versuche Carrels, dem es gelang, in geeigneter
Nährlösung bei Körpertemperatur im Brutschrank die verschiedensten
Gewebe weiter zu züchten, Bindegewebe nach den letzten Veröffentlichungen über 7 Jahre lang (Ebeling). Ist diese Eigenschaft nun
durch eine besondere »Wachstumsenergie« bedingt, eine besondere
Lebenskraft, wie sie die Vitalisten (Driesch u. a.) annehmen, oder genügen Veränderungen der äußeren Umgebung, Reize chemischer, me-
chanischer und anderer Art, um die ruhende Eizelle durch Veränderung
ihres Quellungsvermögens, durch Anlagerung zugeführter Nahrungsbestandteile zur Zellteilung anzuregen, und sind nach J. Loeb alle diese
Vorgänge auf rein physikalisch-chemische Gesetze zurückzuführen? —
Wir begnügen uns damit, alle diese Fragen, deren Erörterung einem
Lehrbuch der allgemeinen Physiologie überlassen bleiben muß, nur
anzudeuten und nehmen die Eigenschaft der Zellen zu wachsen als
gegeben hin. — Wenn die einzelnen Zellen sich selbst überlassen wären,
wie bei Fortzüchtungsversuchen im Reagenzglase, dann würden wir
nie organisierte Lebewesen erhalten; zur Bildung der Form gehören
außer dem Zusammenwirken der verschiedensten Zellverbände bestimmte
Faktoren, die teils durch Vererbung von vornherein bestimmt sind,
teils durch Einflüsse äußerer Art bedingt werden. Die Lehre von
diesen gestaltenden Ursachen, von der Art und Bedeutung dieser
einzelnen Faktoren ist die Entwicklungsmechanik. Ihr Begründer

W. Roux unterscheidet drei Perioden der Gestaltbildung: 1. Anlage der Gewebe und Organe durch vererbte, schon im Keim enthaltene gestaltende Determinationsfaktoren ohne Einfluß der Funktion und Ausbildung einer bestimmten räumlichen Anordnung, die im Embryo durch die Furchung und die Bildung der ersten Organanlagen gegeben ist. 2. Zusammenwirkung der vererbten Determinationsfaktoren mit den nach der histologischen Differenzierung durch die beginnende Funktion der Organe erzeugten Reizen. 3. Ausbildung der endgültigen Organ- und Körperform unter dem Einfluß der verschiedenen physiologischen Funktionen. — Unsere Aufgabe wird nun darin bestehen, die Bedeutung der inneren Sekretion als »Realisationsfaktor« darzulegen; die Erforschung der durch Vererbung bedingten »Determinationsfaktoren« kommt für uns nur so weit in Betracht, als es zu prüfen gilt, wieweit der Einfluß der Funktion der Blutdrüsen auf die Entwicklung des Embryos in der zweiten Periode von diesen ersteren Faktoren abhängt.

Die Frage nach dem eigentlichen Wesen der Formbildung wird in der Biologie stets das tiefste, nie ganz zu ergründende Problem bleiben. Immer wieder wird es den Forscher reizen, dem Wunder nachzugehen, daß aus einer mikroskopisch kleinen Zelle immer und immer wieder nach demselben Grundplane aufgebaut sich der Mensch entwickelt, der im Laufe der Jahrtausende stets sich gleich bleibt, so daß wir in dem Skelett des Neandertalmenschen die Knochen wiederfinden, die wir heute kennen; nur die Größe der einzelnen Teile hat sich verändert entsprechend dem veränderten Gebrauch. — Wie stark dieser Wachstumstrieb ist, zeigt sich schon darin, daß er bis zu einem bestimmten Grade unabhängig von der Ernährung ist. Junge Hunde denen kalorisch nicht ausreichendes Futter verabreicht wird, wachsen trotzdem weiter, werden höher und länger trotz der immer mehr zunehmenden Abmagerung; dieselbe Erscheinung, die wir bei Kindern ärmerer Bevölkerungsklassen beobachten können, so daß trotz der vier Kriegsjahre die Durchschnittsgröße der deutschen Schulkinder sich kaum verändert hat. Auch das Fehlen einzelner Nahrungsbestandteile verhindert das Wachstum nicht; so bleibt bei kalziumfreier Ernährung das Skelett junger Schweine nicht hinter dem normaler· zurück, wenn es auch weicher und biegsamer durch den Mangel an Ca wird. — Wie stark der Wachstumstrieb ist, zeigt sich auch darin, daß sich verletzte Organe, ganze abgetrennte Gliedmaßen, wie z. B. der Schwanz der Salamander, in kurzer Zeit erneuern können. — Die Faktoren, welche dieses Zellwachstum anregen und in bestimmte Bahnen lenken, sind nun neben den verschiedensten Einflüssen äußerer Art, wie Klima, Ernährung usw. hauptsächlich die Drüsen mit innerer Sekretion.

Ein kurzer Überblick über die Entwicklung des knöchernen Skeletts möge uns das Verständnis für die Art dieser Inkretwirkungen erleichtern. Seine Grundlage ist das Knorpelgewebe, das sich aus dem embryonalen Gallertgewebe des mittleren Keimblattes durch Einlagerung von Chondrin, dem hyalinen Knorpelleim, zwischen die gewucherten Zellen bildet. Für einzelne bestimmte Knochen, wie das Schädeldach mit den Seitenteilen des Schädels, die Gesichtsknochen, ist das Bindegewebe diese Grundlage. Aus beiden entwickelt sich Knochen durch Einlagerung von phosphor- und kohlensauren Kalksalzen. Die Umwandlung des Knorpelgewebes erfolgt an den Röhrenknochen an zwei Stellen zu gleicher Zeit: Durch Bildung von Knochensubstanz im Innern des schon in Röhrenform angelegten Knorpels, also durch enchondrale Ossifikation und zweitens durch Knochenbildung an der Oberfläche, durch perichondrale Ossifikation. Durch die letztere ist das Dickenwachstum der jugendlichen Röhrenknochen bedingt, während das Längenwachstum abhängig ist von der Vermehrung der Knorpelzellen innerhalb einer bestimmten Zone zwischen Schaft und Enden, der Epiphysenfuge, die allein bis zum vollendeten Wachstum knorpelig bleibt und beim Menschen erst um das 25. Lebensjahr durch Ablagerung von Kalksalzen verknöchert. Im Röntgenbilde sind sie an den Knochen der Finger und Metacarpi mit dem 16.—17. Jahre verschwunden, an den übrigen Knochen mit etwa 20 Jahren (Dieterle). — Die Bindegewebsknochen wachsen durch Ablagerung neuer Knochenschichten an die Ränder und die Oberfläche und zeigen kein Längenwachstum nach Art der Röhrenknochen. — Auf alle diese verschiedenen Stadien der Knochenbildung, auf die enchondrale und periostale Ossifikation, auf die Zellvermehrung in der Epiphysenfuge und deren endgültige Verknöcherung haben nun die Drüsen mit innerer Sekretion einen entscheidenden Einfluß.

Dem Kliniker am bekanntesten ist die Wachstumshemmung bei Veränderung der Schilddrüsenfunktion. Entfernt man einem jungen Hunde oder anderen Versuchstieren die Thyreoidea, so bemerkt man schon nach wenigen Wochen ein Zurückbleiben im Wachstum des operierten Tieres gegen die gleichaltrige Kontrolle. Nicht nur die Entwicklung der Röhrenknochen ist verzögert, sondern auch der Schädel ist bedeutend kleiner, in seiner Form gewölbter, runder, mit steil abfallendem, vorgewölbtem Stirnbein.

Dasselbe Bild, Zurückbleiben des Längen- und Schädelwachstums, finden wir auch bei Menschen, denen die Schilddrüse seit der Geburt fehlt (kongenitales Myxödem) oder deren Funktion im frühen Kindesalter durch Erkrankung vermindert wurde (Myxödem; vgl. Abb. 19). Eine Zusammenstellung möge diese Unterschiede gegen gesunde Kinder erläutern:

Tabelle V.   Längenwachstum bei angeborenem Fehlen
der Schilddrüse.   Nach Kassowitz.

Alter Jahre	Länge bei kongenitalem Myxödem cm	Normale Länge cm	Differenz	Fehlbetrag in %
2½	72	79,6	− 7,6	9,8
4¾	80,5	98	− 17,5	17,8
5¼	82	101	− 19	18,8
7½	83	114	− 31	27,2
10½	91,5	130	− 38	29,6
12	95	136	− 41	30,1
20	116	166	− 50	30,1

Die Knochen selbst sind bei operierten Pflanzenfressern und bei
kindlicher Aplasie gedrungen, dick und plump, während sie beim
Hunde schlanker und schmaler sind. Im histologischen Bilde findet
man als typisches Merkmal immer wieder die fehlende Verknöcherung der Epiphysenfuge und als Zeichen der zurückgebliebe-
nen enchondralen Ossifikation die fehlenden Knochenschatten im
Röntgenbilde, besonders auffallend am Handwurzelgelenk.

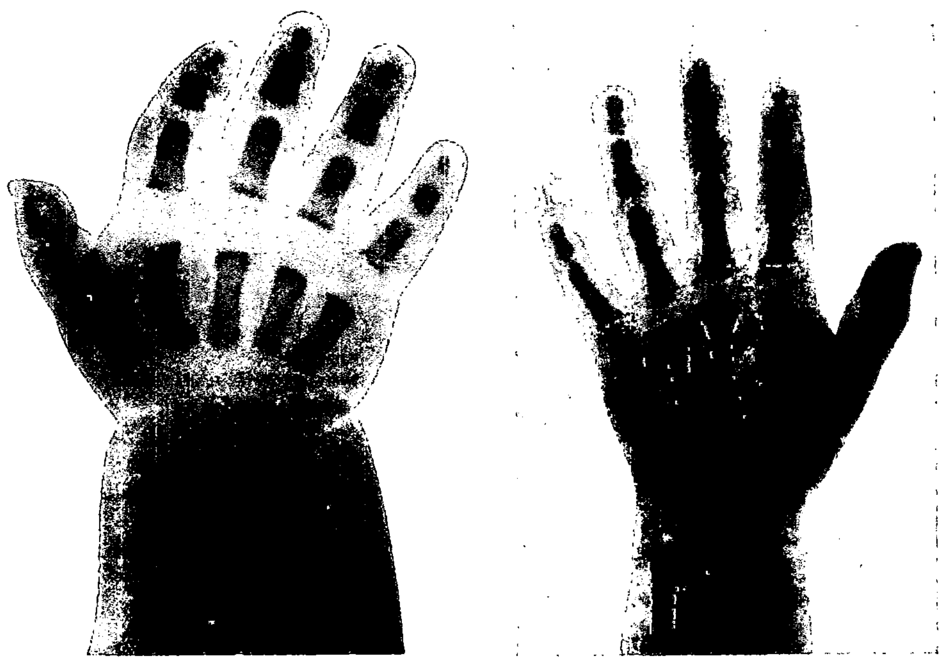

a   Abb. 20.   b
a) Röntgenbild der Hand eines 4jährigen Kindes mit angeborener Aplasie
der Schilddrüse. Nach Siegl.
b) Röntgenbild eines gleichaltrigen normalen Kindes.

Fehlen der Schilddrüse bedingt auch Ausbleiben der Verknöcherung
der knorpligen Verbindungen des Schädeldaches, so daß noch bei
15—20jährigen eine knorplige Synchondrosis spheno-occipitalis gefunden
wird. — Die Ausfallerscheinungen der Schilddrüse erstrecken sich also
nicht nur auf die enchondrale Ossifikation der Röhrenknochen, sondern
auch auf die perichondrale. Wenn wir uns daran erinnern, daß bei
Schilddrüsenausfall die Assimilation des Kalziums gehemmt ist, so
haben wir eine teilweise Erklärung für diese Hemmung der Verknöcherung. Das Zurückbleiben der Zellteilung in der Epiphysenfuge kann
als geringere Anspruchbarkeit der Zellen für nervöse Reize gedeutet
werden, die wir ja ebenfalls schon als Folge der Thyreoideaentfernung
kennen gelernt haben. — Umgekehrt ist bei Überfunktion der Schild-

drüse, wie sie z. B. bei der Basedowschen Krankheit angenommen
wird, das Längenwachstum und sein Abschluß durch Verknöcherung
der Epiphysenfuge beschleunigt. Falta führt verschiedene Fälle dieser
Krankheit an, die bei schlankem Skelettbau Riesenwuchs, Auftreibungen
an den distalen Enden der Rippen, der Schulterblätter, Armknochen usw.
zeigten mit etwas verfrühtem Epiphysenschluß als Folge der gesteigerten
nervösen Erregbarkeit, die auch die Knorpelzellen für stoffwechsel-
fördernde Reize empfänglicher macht. — Dieselben Wachstumsände-
rungen wurden auch bei experimenteller Hyperfunktion nach Verfütterung von Schilddrüsen beschrieben.

Die Entfernung der Epithelkörperchen bedingt ebenfalls Wachs-
tumshemmungen, die wieder durch die verminderte Kalkablagerung
bedingt sind, so daß die Knochen so operierter Tiere an diejenigen
rachitischer Kinder oder osteomalazischer Erwachsener erinnern. Zer-
bricht man bei ihnen die Tibia in zwei Hälften, so bildet sich zwar
ein Kallus, Vereinigung der beiden Enden durch neues Knorpelgewebe,
dieser bleibt aber weich und schwammig und wird nicht wie bei einem
gesunden Tiere verkalkt und resorbiert.

Das dritte der branchiogenen Organe, die Thymus, das den Kalkstoffwechsel in ähnlicher Weise wie die beiden vorhergehenden beeinflußt, so daß man leicht geneigt ist, auch einen entwicklungsgeschichtlichen Zusammenhang der Funktionen anzunehmen, zeigt
ähnliche inkretorische Wirkungen auf das Längenwachstum. Ihr Einfluß reicht bis zur Pubertät und wird hier durch die Keimdrüsen gehemmt (vgl. Abb. 22). Dies zeigt sich auch in den Schwankungen des
Parenchymgewichtes, das bei Neugeborenen nach Hammar 12,33 g
beträgt, bis zum 15. Jahre auf 25,18 g ansteigt, um dann schnell
wieder abzusinken bis zum 20. Jahre auf 12,71 g, am Ende des 45. Jahres
bis auf 2,89 g, um schließlich im 75. Lebensjahre ganz zu atrophieren.
Ihre Entfernung ist dementsprechend bei erwachsenen Tieren ohne
Einfluß; die Exstirpation bei 10 Tage alten Hunden (nach dem 20. Lebens-
tage hat nach Klose und Vogt die Entfernung keine Wirkung mehr)
hatte Zurückbleiben des Wachstums der langen Röhrenknochen zur
Folge, die der Rachitis ähnliche Verbiegungen zeigten, leicht brüchig
waren und wie bei der Entfernung der Epithelkörperchen schlechte
und verzögerte Kallusbildung an den Bruchenden zeigten. Aufzuklären
blieben noch die entgegengesetzten Befunde bei jungen thymuslosen
Hühnern, die Gewichtszunahme und leichten Riesenwuchs zeigten
(Coutiére). — Die Knochenveränderungen sind auch hier wieder auf
den mangelnden Kalkgehalt zurückzuführen, selbst die Wirbel sind
bei so operierten Tieren so weich, daß sie leicht durchschnitten werden
können. Die Überpflanzung der Thymus anderer Tiere oder Regeneration der Drüse aus kleinen, zurückbleibenden Resten bringt die
Krankheitserscheinungen wieder zum Verschwinden, ein Beweis für
ihre Auslösung durch verminderte Inkretion.

Denselben Gegensatz wie zwischen Keimdrüsen und Thymus finden
wir auch wieder zwischen der ersteren und der Hypophyse. Nach

Entfernung des Hirnanhanges nahmen die Hoden junger Hähne schnell an Gewicht zu, gegen die Kontrollen von durchschnittlich 5,3 bis zu 8 g (Foà) unter Vergrößerung der Samenkanälchen, und umgekehrt wogen die Hypophysen von Kapaunen 6 Monate nach der Kastration 0,25 g gegenüber 0,13 g normaler Tiere (Massaglia). Ähnlich wird auch bei jungen Ratten die Entwicklung der Testikel beschleunigt, die nach etwa 30 Tagen um die Hälfte schwerer sind als normale, um dann später gegen diese im Wachstum zurückzubleiben, so daß nach 48 Tagen der Unterschied wieder ausgeglichen ist. Umgekehrt soll die Verfütterung der Vorderlappen von Rindern hemmend auf die sexuelle Entwicklung junger Ratten wirken (Goetsch). — Das

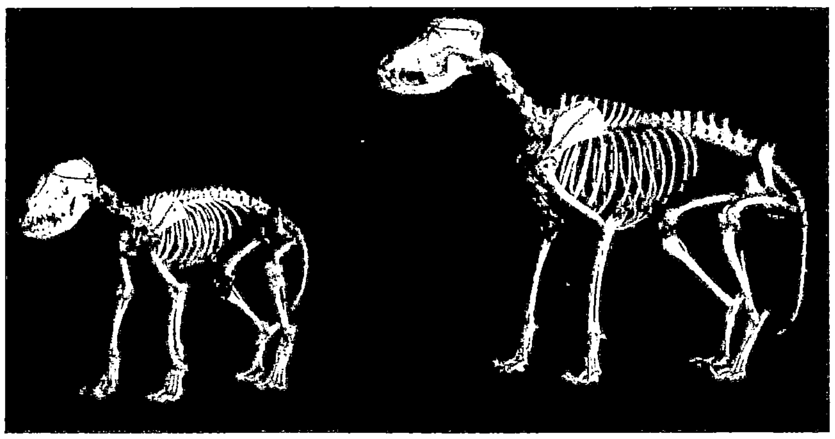

Abb. 21. Links Hund, dem im Alter von zwei Monaten die Hypophyse entfernt wurde; im Alter von 14 Monaten getötet. — Rechts die gleichaltrige Kontrolle. Gewicht vor der Operation 4 kg und 3,4 kg (Kontrolle); ein Jahr später 4,3 kg gegen 16,3 kg des normalen Hundes. — Nach Aschner.

Längenwachstum wird durch die Entfernung der Hypophyse gehemmt; junge Hunde bleiben dabei auffallend gegen ihre gleichaltrigen Geschwister zurück. Ihre Extremitätenknochen sind plump und verbogen und zeigen im histologischen Bilde Offenbleiben der Epiphysenfugen. Der kleine Schädel hat dieselben rundlichen infantilen Formen wie bei den schilddrüsenlosen Hunden.

Alle diese Erscheinungen können einige Wochen lang durch Transplantation von Hypophysen in die Bauchmuskulatur oder das Knochenmark gehemmt werden, ein weiterer Beweis für die innere Sekretion dieser Drüse. — Nach Hypophysentumoren ist beim Menschen ein Krankheitsbild beschrieben worden, die Akromegalie, die vielfach als Hyperfunktion gedeutet wird in Übereinstimmung mit der Vermehrung der acidophilen Zellen des Vorderlappens mit Wachstumsbeschleunigungen, die nach Verfütterung von Vorderlappen an Ratten beobachtet wurden, während der Hinterlappen hemmend wirken sollte (Goetsch;

von Uhlenhuth an Salamandern bestätigt). Von anderen Forschern werden entgegengesetzte Wirkungen (Wulzen) oder überhaupt keine Erfolge nach Implantation oder Verfütterung berichtet (Klinger), so daß vorläufig das Bild der Hypophyseninkretion in bezug auf das Wachstum noch wenig klar umrissen ist. — Bei Kindern beobachtet man bisweilen bei mäßiger Ernährung einen plötzlichen Anstieg des Knochenwachstums, so daß die mittleren Dimensionen der Rasse und Familie bedeutend überschritten werden. Am häufigsten sehen wir diesen Riesenwuchs zur Zeit der Geschlechtsreife bei Knaben; die unteren Extremitäten wachsen dabei schneller als die Arme, die zum Rumpf das normale Durchschnittsverhältnis haben. Solche Riesen sind mit 20 Jahren bis zu 2 m groß und können auch nach dem 25. Lebensjahre bei offenen Epiphysenfugen noch weiter wachsen. Doch unterscheidet sich diese zweite Periode von der vorhergehenden dadurch, daß jetzt meist nur die Extremitätenenden wachsen; dadurch gewinnen Hände und Füße ein plumpes Aussehen und das Mißverhältnis des zu großen Kopfes zu den übrigen Körperteilen springt sofort auch dem Laien in die Augen: es hat sich nach dem Riesenwuchs die Akromegalie entwickelt.

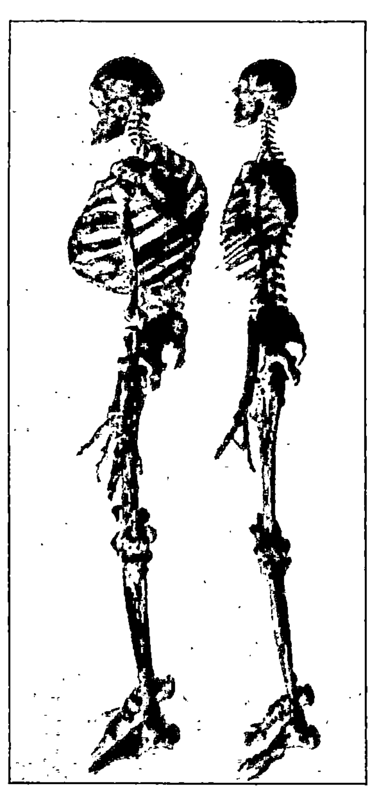

Abb. 22. Vergleich zwischen einem akromegalischen und einem normalen Skelett. Deformation des Kopfes, Vorspringen des Kinnes, der Augenhöhlen, des hinter der Lambdanaht befindlichen Höckers; Deformation des Thorax, der Wirbelsäule. Verlängerung der Gliedmaßen, vor allem der Hände. — Nach Leri.

Dieses abnorme Wachstum der Extremitäten kann auch nach Abschluß des normalen Längenwachstums eintreten und ist dann stets mit einer Veränderung der Hypophyse verbunden: Vergrößerung infolge der Wucherung der spezifischen Drüsenzellen. Die Operation führt zum Verschwinden aller Symptome, so daß auch hierdurch wieder der Beweis für den Zusammenhang zwischen der Inkretion der Hypophyse und dem Knochenwachstum erbracht ist.

Der Antagonismus der Keimdrüsen zu dem Hirnanhang zeigt sich darin, daß nach der Kastration das Längenwachstum beschleunigt ist durch vermehrte Zellwucherung und gehemmte Verkalkung in der Epiphysenfuge. Die vor der Pubertät operierten männlichen Kastraten unterscheiden sich von ihrer Umgebung meist durch ihre überragende Körperlänge. Tandler und Groß beschreiben verschiedene Mitglieder der russischen Sekte der Skopzen, die schon bei Knaben aus religiösen Gründen die Kastration ausführen. Bei den so Operierten geht die Zeit der Pubertät spurlos vorüber; die sonst eintretende Veränderung der Stimme, der Haarbildung, des Geschlechtstriebes usw. bleiben aus und auch die Thymus atrophiert nicht wie sonst beim heranwachsenden Kinde. Um Vergleichsmöglichkeiten mit normalen Zahlen zu haben, lasse ich in einer Tabelle einige Körpermaße folgen:

Tabelle VI.   Nach Vierordt.

	Mann	Frau	Neugeborene	
			Knaben	Mädchen
Standlänge	167,8	156,5	55	50
Stammlänge	98,5	93,7	34	31,5
Beinlänge	103	98,4	—	—
Schulterbreite	39,1	35,2	12,76	12,43
Hüftbreite	30,5	31,4	· 10,62	10,3
Körpergewicht	65 kg	55 kg	3,33 kg	3,20 kg

Beim Eunuchen findet man nun Standlängen von 180—200 cm, aber nur bei Kastrationen vor dem Abschluß des Wachstums; Operationen nach dem 25. Lebensjahre sind ohne Einfluß auf die Körperlänge. Auch bei der natürlichen Entwicklungshemmung der männlichen Keimdrüse, dem Eunuchoidismus, wird in den meisten Fällen die übernormale Körperlänge beschrieben, wenn es sich um eine angeborene Atrophie handelt (vgl. Abb. 16). Dieselben Erscheinungen finden wir auch beim weiblichen Geschlecht, Standlängen von 179 cm und mehr kommen hier bei gehemmter Ovarienentwicklung vor. Das Charakteristische ist in allen diesen Fällen im mikroskopischen Bilde von Knochenlängsschnitten und im Röntgenschatten ein Offenbleiben der Epiphysenfugen, die fehlende Verknöcherung dieser Zone im Gegensatz zu dem schnellen Abschluß bei sexueller Frühreife. So fand man im Röntgenbilde eines frühreifen Mädchens, das mit 13½ Jahren schon alle Geschlechtsmerkmale des ausgewachsenen Weibes besaß, völligen Verschluß der sämtlichen Epiphysenfugen mit Ausbildung aller Knochenschatten, und bei einem neunjährigen Knaben mit Hypertrophie eines Hodens die Entwicklung der männlichen Geschlechtsmerkmale bei einer Körperlänge von 143 cm, während bei dem Mädchen das Längenwachstum bei 131 cm stehen geblieben war (nach Krabbe). Außer diesem Hochwuchs nach Schädigung oder Ausfall der Keimdrüseninkretion sind in der Literatur noch viele Angaben über Riesenwuchs bei völlig normaler Ausbildung der männlichen Geschlechtscharaktere enthalten, und ältere Autoren glaubten in diesen Fällen eine besondere Wachstumsenergie annehmen zu müssen, die durch Vererbung bedingt sei. Die Nachprüfung dieser Fälle und , eingehende Untersuchungen der letzten Jahre haben aber gezeigt, daß auch bei diesem „Riesenwuchs" eine Periode gehemmter Keimdrüsenentwicklung vorangegangen sein mußte, eine Verzögerung der Pubertät bis in das 18. Lebensjahr hinein, so daß Thymus und Hypophyse nicht in ihrem fördernden Einfluß auf das Längenwachstum durch die Inkrete der Keimdrüsen gehemmt wurden. Umgekehrt ließen sich aber auch in Fällen von Zwergwuchs stets Entwicklungsstörungen der Schilddrüse und Hypophyse nachweisen, so daß wir jetzt nach unseren bisherigen Ergebnissen annehmen dürfen, daß auch das physiologische Längenwachstum von der inneren Sekretion geregelt wird.

Es bleibt an dieser Stelle noch die Bedeutung der Nebennieren für das Wachstum zu untersuchen. — Ihr entwicklungsgeschichtlicher Zusammenhang mit den Keimdrüsen ist eine Erklärung dafür, daß die Funktionen beider parallel gehen, daß z. B. gleichlaufend mit den zyklischen Veränderungen des weiblichen Organismus (Menstruation, Schwangerschaft) auch periodische Änderungen der Zellstruktur der Nebenniere beobachtet werden (Kohn). Bei Pubertas praecox mit beschleunigtem und schnell abgeschlossenem Längenwachstum hypertrophiert auch die Nebennierenrinde; es scheinen hier bei den beiden. Geschlechtern Unterschiede zu bestehen, da diese Reifebeschleunigung viel häufiger bei Mädchen als bei Knaben eintritt (14 : 3), und da der histologische Aufbau der Nebennieren nach der embryonalen Anlage bei männlichen Meerschweinchen wenig mehr verändert wird, während er bei Weibchen den schon angedeuteten zyklischen Veränderungen unterliegt.

Wenn wir die Zusammenhänge der einzelnen endokrinen Drüsen auf das Längenwachstum wieder in einem Schema zusammenzufassen versuchen, so können wir etwa das folgende Bild entwerfen:

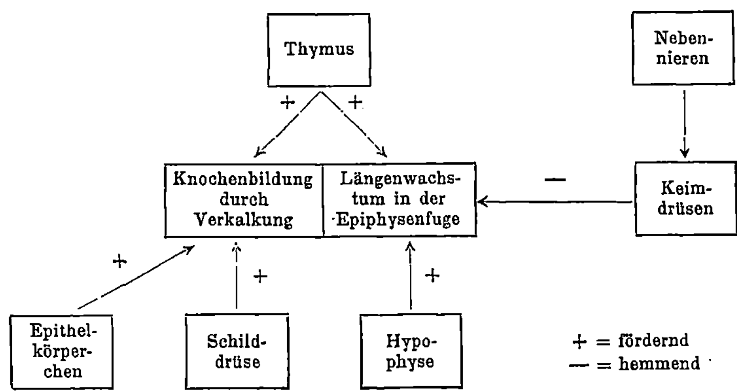

Abb. 23. Längenwachstum und innere Sekretion.

2. Die Wachstumsgeschwindigkeit.

Wir konnten schon aus den bisherigen Beispielen sehen, daß die einzelnen Drüsen nicht unabhängig voneinander das Wachstum beeinflussen, sondern daß ein bestimmtes Zusammenwirken stattfinden muß, ein „Consensus partium", damit die harmonischen Formen des menschlichen Körpers zustande kommen. Dieses gegenseitige Abhängigkeitsverhältnis zeigt sich am besten in dem Antagonismus von Thymus und Keimdrüsen; die erstere ist die Wachstumsdrüse der Kindheit; (Überpflanzung von Thymusdrüsen auf 3 Wochen alte Ratten führt nach Dehmel zu einem beschleunigten Längenwachstum, das in den breiten Epiphysenfugen erkennbar ist); mit beginnender Pubertät nimmt ihr absolutes Gewicht und gleichzeitig das inkretorische Parenchym immer mehr ab, um auf der Höhe der Keimdrüsenentwicklung ein Minimum zu erreichen. Als Folge hiervon haben wir das Aufhören der Zellwucherungen in der Epiphysenfuge mit zunehmender Verknöcherung kennen gelernt. Ein Kurvenbild möge uns diesen Zusammenhang zwischen Wachstum, Thymus und Keimdrüsen veranschaulichen:

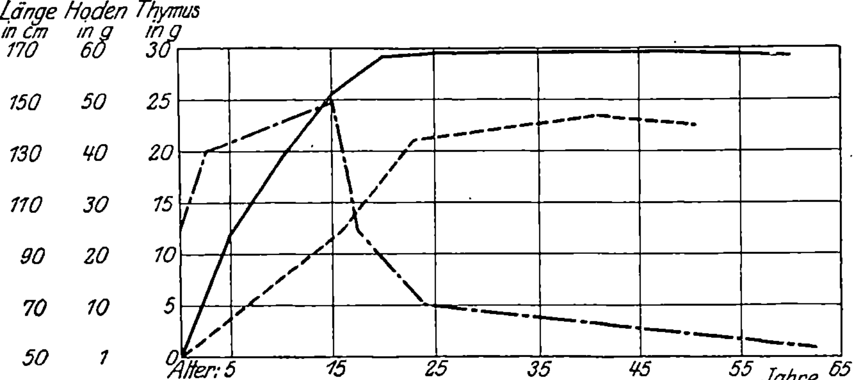

Abb. 24. Abszisse = Alter in Jahren; Ordinate = Körperlänge in cm; Hoden und Thymusgewicht in Grammen. ——— = Körperlänge; - - - - = Hodengewicht; — · — · = Thymusgewicht.

Die Wachstumsgeschwindigkeit ist auch von den verschiedensten äußeren Einflüssen abhängig, von den durch die verschiedenen sozialen Verhältnisse bedingten Unterschieden in der Ernährung, vom Klima, Rasseneigentümlichkeiten usw. Dem ersteren Faktor wurde besonders während und nach den Kriegsjahren besondere Beachtung geschenkt. Bei Stadtkindern tritt die Ossifikation, am Auftreten der Röntgenschatten an den verschiedenen Verkalkungspunkten gemessen, früher ein als bei Landkindern; gleichzeitig ist damit auch ein schnelleres Längenwachstum verbunden. Die beeinflussenden „Umweltwirkungen" (Stettner) sind in der verschiedenen Einwirkung der klimatischen Reize zu suchen. Die Großstadtkinder wohlhabender Kreise werden meist ängstlich vor jedem Witterungswechsel behütet, sie gedeihen ähnlich den Treibhauspflanzen in einer immer gleichbleibenden Temperatur, während bei den Arbeiter- und Landkindern dauernder Wechsel zwischen Abkühlung und Erhitzung den Vasomotorenapparat stärker beansprucht. Daß diese klimatischen Einflüsse nicht nur durch Be

einflussung des zentralen Nervensystems, sondern auch auf dem Umwege über die endokrinen Drüsen das Wachstum regeln, zeigen die
Untersuchungen L. Adlers über die Entstehung der Amphibienneotonie.
Zwei Richtungen standen sich in den Theorien zur Erklärung der
Metamorphosenhemmung und -beschleunigung der Amphibien gegenüber: eine „exogene", die annahm, daß äußere Einflüsse, wie Klima,
Wasserstand, Bodenform, Ernährung usw. von Einfluß dabei seien,
eine zweite „endogene", die innere Impulse, zunächst eine Vererbung
erworbener Eigenschaften voraussetzte, später nach den Entdeckungen
Gudernatschs in der inneren Sekretion der Blutdrüsen die alleinige
Ursache für die Umwandlung der Larven sah. Beide Richtungen
konnten zahlreiche Beispiele für ihre Hypothesen anführen; es blieb
also noch die Aufgabe, den Zusammenhang zwischen den beiden Arten
von Beeinflussungen aufzufinden, die Einwirkung äußerer Reize auf
endogene Faktoren zu erklären. Aus älteren Versuchen war schon
bekannt, daß Temperaturerhöhungen von 10 auf 16° das Ausschlüpfen
der Larven und die Metamorphose beschleunigt; nach O. Hertwig
wachsen Temporarialarven bei dem Optimum von 25° doppelt so
schnell wie bei 16°. Wenn man bei hohen Wärmegraden, die jen-
seits des Optimums liegen, Larven und Frösche von Rana temporaria
aufzieht, so wird das Wachstum und die Metamorphose wieder gegen
die Norm verlangsamt; gleichzeitig tritt eine Rückbildung der Schilddrüse ein, die bei den Larven kleiner angelegt wird als bei den Kontrollen, und die bei den ausgewachsenen Fröschen Veränderungen des
Kolloids mit Schrumpfungen und schlaffen Follikeln zeigen. Zieht
man die Kulturen dagegen zunächst bei 8—10° auf, so daß die Schilddrüse sich normal entwickelt, und bringt sie dann erst bei einer
Larvenlänge von 22 mm in hohe Temperaturen von 31,5—30,5°, so
ist zwar die Metamorphose beschleunigt, aber die Entwicklung bleibt
in dem zweiten Stadium zurück, entsprechend der Atrophie der Schilddrüse. In einer dritten Versuchsreihe wurden die Kulturen erst der
schädigenden Wirkung einer Temperatur von 31,5° ausgesetzt, so
daß die Metamorphose herausgeschoben war, dann bei 10° weiter
gezogen, so daß die Schilddrüse sich wieder erholen konnte, was im
histologischen Bilde nach Beendigung des Versuches durch die Vergrößerung der gesamten Drüse, Höherwerden der Epithelien, Vergrößerung der Follikelräume erkennbar war (vgl. hierzu Abb. 15 a—c).
Der uns schon bekannte fördernde Einfluß der Schilddrüse auf den
gesamten Stoffwechsel gibt uns eine Erklärung für diesen Zusammenhang zwischen Temperaturoptimum, Vergrößerung der Drüse und Metamorphosebeschleunigung: Die Larvenorgane unterliegen der Einschmelzung und dienen als Bausteine und Nahrungsquelle für das
gesteigerte Bedürfnis der übrigen Körperzellen. In der Metamorphose-
hemmung bei reichlicher Fütterung der Kaulquappen mit eiweißreicher
Nahrung hat man eine Stütze für diese Hypothese.

Gudernatsch war der erste, der künstliche Hyperfunktion durch
Verfütterung von frischen Schilddrüsen von Schlachttieren an Frosch-

larven erzeugte. Seine Versuche, die von verschiedenen Forschern (Romeis, Abderhalden und Schiffmann, Jarisch) bestätigt wurden, ergaben, daß hierbei die Metamorphose stark beschleunigt wurde, daß aber die so gefütterten Larven im Wachstum zurückblieben und kleinere Frösche als die Kontrollen lieferten. 20 Tage nach der Verfütterung von Schilddrüse maßen die Versuchskaulquappen 131 bis 265 mm, während die Länge der Kontrollen 228—283 mm betrug (Maximal- und Minimalzahlen von je 29 Versuchstieren Abderhaldens). — Mit dieser Wachstumshemmung ist eine Umbildung der Körperform

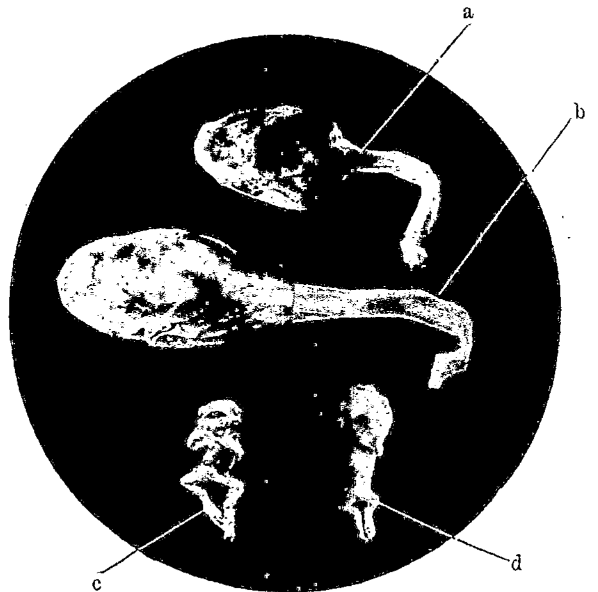

Abb. 25. Einfluß von Schilddrüse und Thymus auf die Metamorphose. Alter der Versuchstiere 4 Wochen. — a) normale Kaulquappe; b) 14 Tage lang mit Thymus gefüttert; c) 21 Tage, d) 14 Tage mit Schilddrüsen gefüttert. — Nach Abderhalden und Schiffmann.

verbunden: der Hinterkörper nimmt an Umfang ab, so daß bisweilen eine Einschnürung zwischen Brust und Abdomen auftritt und die Larven eine Geigenform erhalten. Entsprechend der Umwandlung der omnivoren Larven in den karnivoren Frosch werden die Hornzähne und Lippenpapillen frühzeitig resorbiert und das Wachstum des Unterkiefers beschleunigt, auch der Darm stellt sich auf die veränderte Funktion durch stärkere Ausbildung der Muscularis ein und die Leber zeigt Veränderungen ihrer histologischen Struktur. Charakteristisch ist das schnelle Hervorbrechen der vorderen Extremitäten, die linke erscheint hierbei wie normalerweise zuerst, noch vor dem Abwerfen des Schwanzes (Cotronei). Die Schwanzmuskeln verschwinden durch Phagozytose der stark vermehrten Leukozyten, in denen zahlreiche Mitosen auftreten, und auch die Erythrozyten lassen häufig sehr unregelmäßig geformte Kerne als Ausdruck einer überschnellen Teilung im Knochenmark erkennen (Lim). — An Stelle von Schilddrüsensubstanz wurde auch Thyroxin verfüttert, das bei schilddrüsenlosen Axolotln die Metamorphose beschleunigt, — ein Beweis dafür, daß diese Verbindung, wie Kendall es annimmt, das spezifische Thyreoideainkret ist [C. O. Jensen].

Eine andere Wirkung hat die Verfütterung von Thymus; sie hemmt die Metamorphose, beschleunigt aber das Längenwachstum, so daß nach 20 tägiger Verfütterung von frischen Drüsen die Gesamtlänge 275—389 mm betrug gegen 212—292 mm der Kontrollen (30 Versuche Abderhaldens; Abb. 25). Ein aus ihr von Romeis dargestelltes Nucleoproteid vermag den Prozentsatz von Kümmerlingen, die normalerweise immer sich neben gesunden Kaulquappen aus einem Laich entwickeln, stark herabzusetzen und läßt die Krüppel, die damit gefüttert werden, die gesunden Kontrollen nach 12 Tagen um etwa 2 mm bei 6,6 mm Gesamtlänge überragen. Ferner wurde verstärktes Wachstum nach Verfütterung von Hypophysen und Hodensubstanz beobachtet, ohne daß aber die Metamorphose wesentlich beschleunigt war. Auffallend war in den letzteren Versuchen die Schlankheit des Rumpfes und eine außerordentliche Zartheit der Extremitäten (Stettner). Verfütterung von Hypophysenvorderlappen beschleunigt nach Uhlenhuth bei Axolotln (Amblystoma opacum) nach der Metamorphose (nicht vorher) das Längenwachstum, so daß Längen von 138 mm gegen den normalen Durchschnitt von 115 mm erreicht werden.

Es wurde deshalb so ausführlich auf die Versuche, die Metamorphose der Froschlarven zu beeinflussen, eingegangen, um zu zeigen, daß auch die Einflüsse des „Milieus" dadurch das Wachstum hemmen oder fördern, daß zunächst die Funktion der endokrinen Drüsen verändert wird und deren Inkrete allein schon Umwandlungen hervorrufen, die man früher nur auf endogene Ursachen zurückführen wollte, die in den Körperzellen selbst lagen. — Wenn man von diesem Standpunkte aus auch den Einfluß der Ernährung auf die Entwicklung des menschlichen Körpers betrachtet, wird man vielleicht dazu kommen, bestimmte „Konstitutionsanomalien", „Diathesen" und „Nährschäden" ebenfalls durch veränderte innere Sekretion zu erklären und nicht nur allein auf eine von der Geburt an durch Vererbung bestimmte veränderte Reaktionsfähigkeit des Protoplasmas zurückzuführen. An dem Beispiel des Milchnährschadens und seine Heilung durch Malzextrakte konnten wir schon in einem früheren Abschnitte darauf hinweisen, wie man sich diesen Zusammenhang zwischen Wachstum und Ernährung auf dem Umwege über die innere Sekretion vorzustellen hat.

3. Schulter- und Beckenbreite.

Die Breitenmaße des menschlichen Körpers werden in der Hauptsache durch den Umfang des Schulter- und Beckengürtels bestimmt, und beide sind in ihrer Entwicklung wieder abhängig von der männlichen und weiblichen Keimdrüse. — Wir lassen zunächst zur Übersicht einige Zahlen in Tabelle VII folgen:

Tabelle VII.

Beckenmaße in cm nach Vierordt und Tandler und Grosz (Eunuchoid).

	Mann	Weib	Eunuchoid 28 Jahre. Länge 181 cm
Entfernung zwischen den Spinae iliac. ant. sup.	24,4	26	22
Diameter transvers.	12,8	13,5	12
Conjugata vera	10,8	11,6	10,7
Diameter obliq.	12,2	12,6	r. 12,5 l. 12,2
Entfernung der Spin. ischiad.	8,1	9,9	9,3

Wir sehen hieraus, daß das weibliche Becken vollkommen der physiologischen Funktion als Geburtsweg angepaßt ist; während es beim Manne vom Eingang bis zum Ausgang sich verjüngt, bleibt es beim Weibe ungefähr gleich weit; die Form des ersteren ist von oben gesehen mehr länglich, seitlich zusammengedrückt, die des weiblichen mehr kreisrund, sich dem querovalen nähernd. Der Winkel, den die beiden Schambeinäste miteinander bilden, nähert sich beim Weibe einer Geraden, während er beim Manne spitzer ist. Das Promontorium tritt bei ihm stärker nach vorn, beim Weibe ist es abgeflacht und bildet so kein Geburtshindernis mehr. Die Knochen sind am weiblichen Becken zart und glatt, am männlichen derb und rauh. — Diese Unterschiede finden wir auch bei den meisten Säugetieren in demselben Maße mehr oder weniger ausgeprägt. — Die Eigenart des weiblichen Beckens tritt noch schärfer nach dem Gebären hervor, da hier die einzelnen Maße noch mehr der physiologischen Funktion angepaßt sind. — Bei Kindern sind diese Unterschiede zwischen männlich und weiblich noch nicht vorhanden; ihre Beckenmaße stehen zwischen denen der ausgewachsenen, und von oben gesehen haben sie eine rundliche Form. Die Knochen sind weich, die Epiphysenfugen noch offen. — Daß die Veränderungen, die während der Pubertät eintreten, auch wirklich auf Inkretwirkungen der Keimdrüsen beruhen und nicht auf vererbter Anlage des Keimprotoplasmas, beweisen die verschiedensten Kastrationsversuche, der Ersatz der ausgefallenen Inkretion durch Implantation anderer Drüsen und durch Injektion von Keimdrüsenextrakten. — Die Abbildungen normaler Becken von Schafen und gleichaltrigen Kastraten auf S. 85 mögen die Veränderungen veranschaulichen.

Die beiden Lämmer wurden kurz nach der Geburt kastriert und die Becken nach zwei Jahren, also im selben Alter wie die der Kontrollen präpariert. Die Kastratenbecken unterscheiden sich in ihren Maßen und im Profil wenig voneinander. Das des männlichen Kastraten ist in seinem Durchmesser kleiner als das normale, besitzt aber einen größeren Beckenausgang; das des weiblichen Kastraten war umgekehrt in seinem kleinen Becken enger gebaut als die erwachsene Kontrolle und besaß im ganzen kleinere Durchmesser, so daß also beide Kastratenbecken in der Mitte zwischen männlichem und weib-

6*

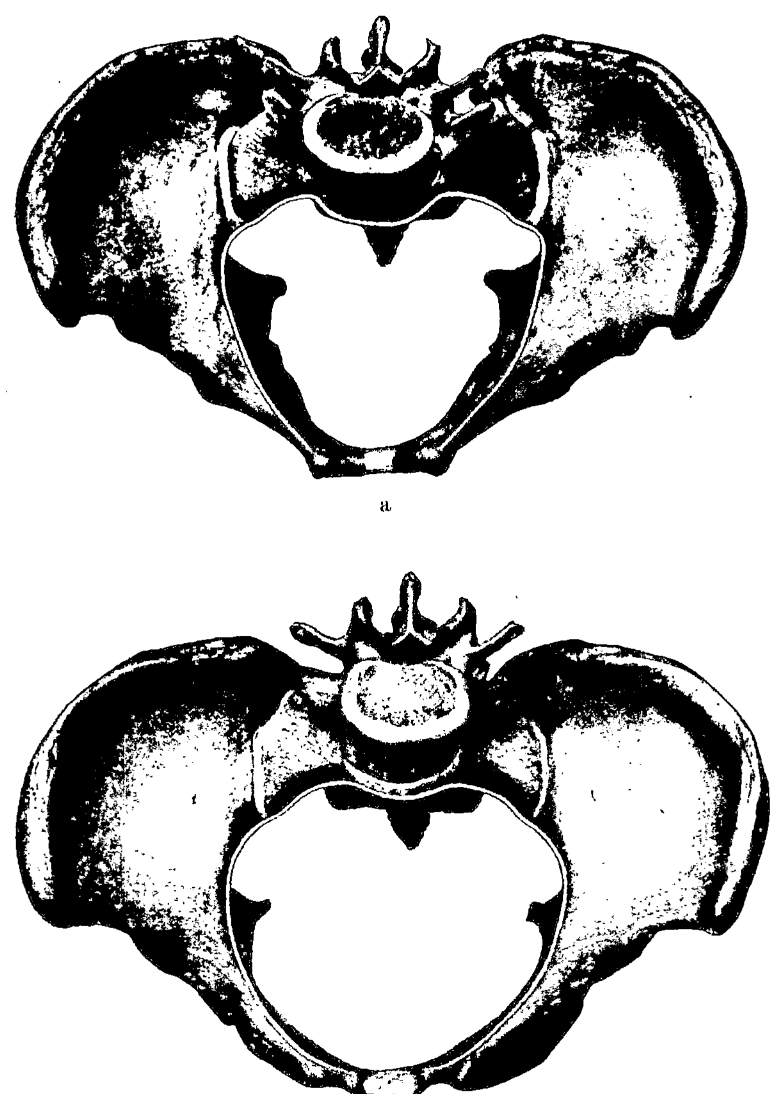

Abb. 26. a) männliches, b) weibliches Becken. Nach Rauber-Kopsch.

lichem standen; sie waren auf der kindlichen Entwicklungsstufe stehen geblieben und bildeten eine asexuelle Jugendform. — Dasselbe Zurückbleiben in der Entwicklung finden wir auch bei anderen Haussäugetieren wieder, beim Rinde, wo die kastrierte Kuh in ihrem Skelett dem Ochsen ähnlich wird und beim Pferde, wo Wallachen- und Stutenbecken sich in ihren Profilen der kindlichen Rundform nähern, und wo bei dem ersteren der für den erwachsenen Hengst charakteristische Vorsprung am vorderen Ende der Beckenfuge verschwindet. — Ähnliche Bilder sehen wir schließlich auch am menschlichen Kastratenskelett: ein kleines, rundliches Becken mit einem stumpfen Schambeinwinkel, das auch beim Eunuchoiden, bei angeborener Unterfunktion der Keimdrüsen ähnliche Formen annimmt (vgl. Abb. 28). Weibliche

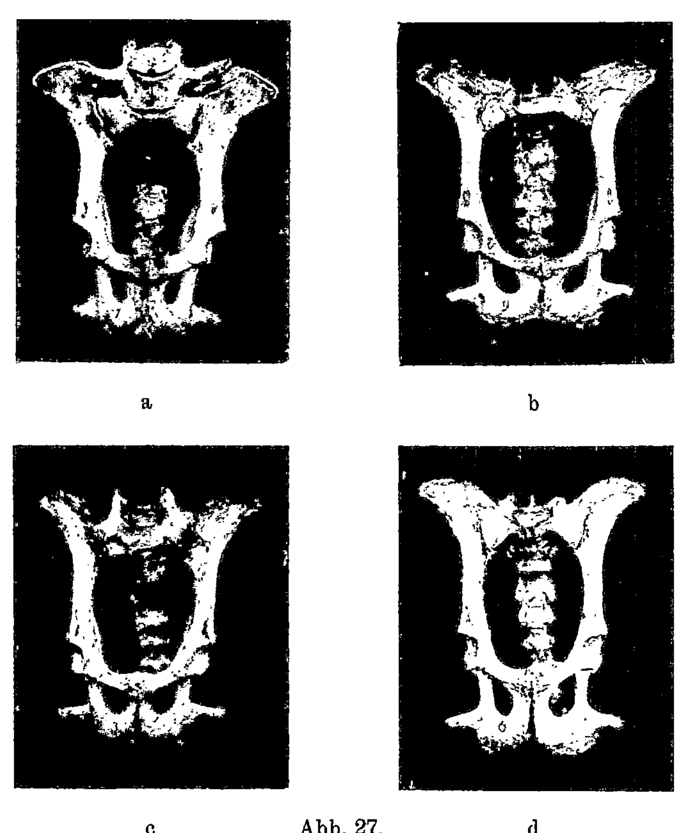

a   b

c   Abb. 27.   d

a) Becken eines 2jährigen männlichen, b) eines gleichaltrigen weiblichen Schafes.
c) Becken eines 2jährigen männlichen, d) eines gleichaltrigen weiblichen Schafes, beide im Alter von 1 Monat kastriert. — Nach Franz.

Kastratenbecken sind bis jetzt noch nicht näher beschrieben worden, doch kann man aus den Formen des Beckens bei weiblichem Infantilismus indirekte Schlüsse hierauf ziehen.

Überfunktion der Keimdrüsen, die wir schon früher kennen gelernt haben, bedingt bei Mädchen schon im Pubertätsalter ein vollständig ausgebildetes weibliches Becken, das in einzelnen Fällen schon mit

11—13 Jahren unter Verknöcherung der Epiphysenfugen ausgewachsen ist. — Den zweiten Beweis dafür, daß die Skelettbildung durch die Inkretion der Keimdrüsen geschlechtlich differenziert wird, erbrachte Steinach durch seine Transplantationsversuche an Meerschweinchen und Ratten. Das normale erwachsene Meerschweinchen ist in allen Körperdimensionen größer als das gleichaltrige Weibchen, das dementsprechend auch ein geringeres Gewicht besitzt. Frühkastration erzeugt bei den jungen Männchen den Eunuchenhochwuchs und beseitigt beim Weibchen die während der Pubertät einsetzenden hemmenden Einflüsse der Ovarien, so daß der weibliche Kastrat größer als seine Schwestern ist (vgl. hierzu Abb. 36). — Werden nun den jugendlichen Kastraten Keimdrüsen des anderen Geschlechts überpflanzt, so entwickelt sich das Weibchen nach Einheilen eines Hodens in seinen Körpermassen wie ein Männchen, während der männliche Kastrat, dem ein Ovar unter die Bauchhaut implantiert wurde, im Wachstum zurückbleibt und nach seinem Abschluß die Körperformen eines Weibchens erlangt.

Der dritte Beweis für die Abhängigkeit der Beckenform von den Inkreten der Keimdrüsen wurde schließlich dadurch geführt, daß man die Entwicklung jugendlicher Becken durch Injektion von Ovarienextrakten zu beschleunigen versuchte, wie es Plaut nach der Injektion von Petroläther- und anderen lipoidlösenden Extrakten aus Rinderovarien gelang. Nach neunmaliger Injektion war das Becken 12 Wochen alter Kaninchenweibchen gegen die Kontrollen dadurch unterschieden, daß die längliche kindliche Form mehr ins rundliche übergegangen war durch Vergrößerung des Winkels, den die beiden Schambeinäste in der vorderen Symphyse miteinander bilden.

Ähnliche Unterschiede der Geschlechter finden wir auch in der Ausbildung des Brustkorbes wieder, der beim Manne im Durchschnitt kräftiger entwickelt und weiter ist als beim Weibe. Dementsprechend verhält sich auch die am lebenden Körper gemessene Schulter- zur Beckenbreite:

Tabelle VIII.
Verhältnis der Schulterbreite zur Becken- und Hüftbreite.

[Beckenbreite = Querdurchmesser zwischen den äußeren Rändern der cristae iliacae. Hüftbreite = Entfernung zwischen den beiden trochanter. major. der Oberschenkel.]

	Schulterbreite cm	Beckenbreite cm	Hüftbreite cm	Schulter: Becken = 100:	Schulter: Hüfte = 100:
Männer	39.3	29	31.8	74	81
Frauen	35	30	34	86	97
Männliche Eunuchoide .	36.8	27	31.5	73	86
Weibliche Eunuchoide .	37	26.5	34	71	92

Unterentwicklung der männlichen Keimdrüsen bedingt Zurückbleiben des Wachstums des Brustkorbes, so daß sich die Verhältniszahlen des Eunuchoiden denen der Frau nähern. Der verhältnismäßig große äußere Beckenumfang des letzteren ist mit durch die starke

Fettablagerung an den Hüften bedingt. — Auch bei den verschiedenen Haustierarten finden wir die stärkere Thoraxentwicklung des männlichen Tieres, die durch den stärkeren Muskelansatz dem vergleichenden Auge den Brustkorb noch mächtiger erscheinen läßt. — Die kindlichen Zahlen stehen zwischen denen von Mann und Weib, so daß auch hier wieder der Kastrat sich dem infantilen, asexuellen Typus, nähert.

4. Der Bauplan des gesamten Körpers.

Die Versuche, die harmonischen Verhältnisse der einzelnen Körperlängen zueinander in einer einfachen Formel zusammenzufassen, haben nicht nur die Anatomen, sondern auch die Künstler aller Zeiten beschäftigt. Man versuchte bestimmte Gesetzmäßigkeiten in den einzelnen Proportionen festzustellen; so fand schon der römische Baumeister Vitruvius, daß die Kopfhöhe in der ganzen Körperlänge achtmal, die Fußlänge sechzehnmal enthalten sei; ein späterer deutscher Forscher, Zeising, behauptete, daß die ganze Körperlänge durch Quer- und Längsschnitte, die anatomischen Grenzen entsprachen, nach den Regeln des goldenen Schnittes geteilt seien; Schmidt und Liharzek stellten einen „Proportionsschlüssel“ auf, der als Grundlage die Entfernung der Drehpunkte der einzelnen Gelenke voneinander hatte, und schließlich haben auch die verschiedensten Künstler, wie Michelangelo, Leonardo da Vinci, Dürer u. a. mehr oder weniger phantastische Anschauungen über die Harmonien des menschlichen Körpers geäußert, ohne daß es aber gelang, eine für alle Fälle zutreffende, exakte, mathematische Formulierung dafür zu finden. — Trotzdem beruht das, was wir als „wohlproportionierte Körperformen“ bezeichnen, auf bestimmten Längenverhältnissen der einzelnen Körpermaße zueinander, die zwar je nach der Rasse, dem Klima usw. wechseln, die aber für Mann und Weib immer in engen Grenzen konstante Geschlechtsunterschiede ergeben. Am besten finden wir diese Unterschiede in dem Verhältnis der Ober- zur Unterlänge und der Gliedmaßen zur gesamten Körperlänge ausgedrückt.

Tabelle IX.

Die Körperproportionen.

	Mann[1]	Weib[1]	Eunuchoide[2]	
			männ-lich	weib-lich
1) Standlänge	164,9	153,6	190	175
2) Sitzhöhe.	86,6	82,4	88	79
3) Armlänge	74,4	67,6	82	85
4) Beinlänge	85,9	78,7	102	96
Verhältnis der Standlänge zur Sitzhöhe	100 : 52	100 : 54	100 : 46	100 : 45
Verhältnis der Standlänge zur Armlänge	100 : 45	100 : 44	100 : 43	100 : 48

[1] Nach Weißenberg.   [2] Eigene Messungen.

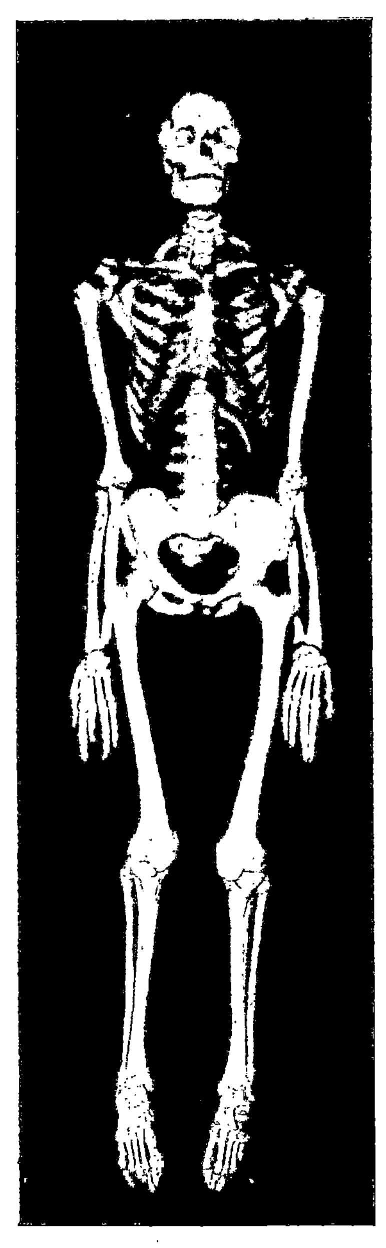 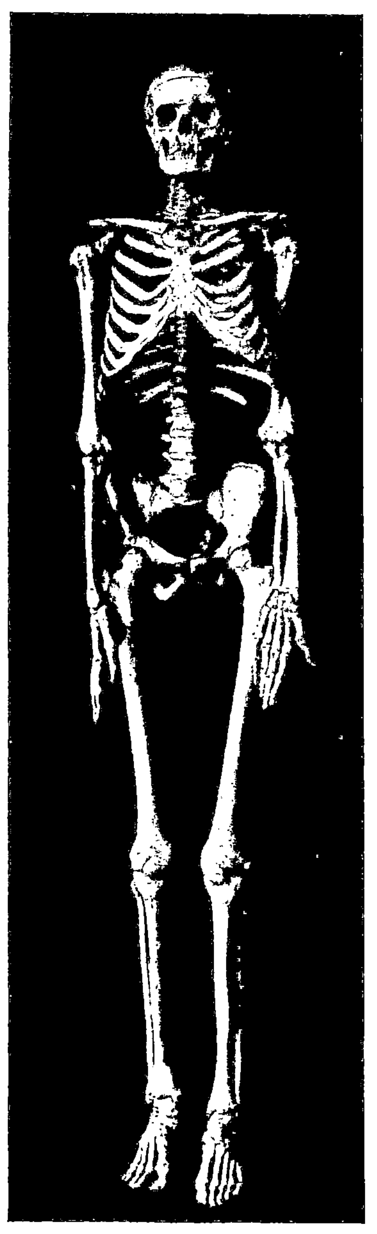

a   Abb. 28.   b

Skelett a) eines normalen Mannes und b) eines Eunuchoiden.—— Maße wie in
Tabelle IX. — Eunuchoid nach Tandler und Grosz.

Das Experiment, die operative Entfernung der Keimdrüsen, beweist uns wieder, daß diese bestimmten geschlechtlich differenzierten Proportionen ebenfalls unter dem Einfluß der inneren Sekretion zustande kommen. Auffallend gleich ist das Verhältnis der Standlänge zur Armlänge bei beiden Geschlechtern und bei der Unterfunktion der männlichen und weiblichen Keimdrüsen bei den beiden Eunuchoiden. Dagegen bedingt das Fehlen der hemmenden Wirkung der Keimdrüsen zur Zeit der Pubertät und das Offenbleiben der Epiphysenfugen über das 20. Lebensjahr hinaus bei den letzteren ein Überwiegen der Unterlängen, das wir immer wieder bei Hypofunktion der Keimdrüsen und nach frühzeitiger Kastration antreffen. Die in der obigen Tabelle angeführten Zahlen (männlicher und weiblicher Eunuchoid) zeigen eine auffallende Übereinstimmung des Verhältnisses Ober- zur Unterlänge (100 : 116 und 100 : 122), ebenso wie andere aus beliebigen Literaturangaben entnommene Werte (z. B. männlicher Eunuchoid und weiblicher Infantilismus nach Tandler und Grosz Proportion 100 : 126 und 100 : 127), so daß wir entsprechend unseren bisherigen Voraussetzungen hier einen zahlenmäßigen Ausdruck für eine asexuelle Körperproportion vor uns haben. — Auch bei Tieren finden wir diese Umkehrung der Quotienten Ober- zur Unterlänge wieder, sowohl bei dem hochwüchsigen Ochsen wie auch bei dem langbeinigen Wallachen, denen die kastrierten weiblichen Tiere im Aussehen sehr ähnlich sind.

Wir haben das gesteigerte Längenwachstum der Kastraten schon früher durch einen erhöhten fördernden Einfluß der Hypophyse auf die Zellvermehrung in der Epiphysenfuge zurückführen können, nachdem die Hemmung durch die Keimdrüseninkrete fortgefallen war, und fanden auch als histologischen Beleg für diese Annahme eine Vergrößerung der Kastratenhypophyse mit vermehrter Zellteilung. Auch die anderen endokrinen Drüsen sind mehr oder weniger indirekt an der geschlechtlichen Differenzierung der Körperform beteiligt, die führende Rolle werden aber immer die Keimdrüsen übernehmen, da ja nach deren Fortfall ein asexueller kindlicher Typ entsteht als Ausdruck eines völlig veränderten Zusammenwirkens der übrigen Blutdrüsen.

5. Die sekundären Geschlechtsunterschiede.

Entsprechend den alten Anschauungen von einer nervösen Regelung der Lebensvorgänge, haben frühere Forscher die Differenzierung der Geschlechter durch eine verschiedene Gehirnentwicklung zu erklären versucht. So behauptete Gall, daß bei Neugeborenen das Kleinhirn nur schwach entwickelt sei bei einem Verhältnis zum Gesamthirn wie 1 : 9 bis 20; nach der Pubertät hat sich dieses Verhältnis auf 1 : 5 bis 7 verschoben und ist beim Manne kleiner als beim Weibe. Bei Frühkastraten wird das Kleinhirn auf seiner kindlichen Entwicklungsstufe stehen bleiben. Äußerlich ist nach Gall die Entfernung der beiden Processus mastoidei voneinander ein Maßstab, um die Entwicklung des

Kleinhirns zu schätzen; je stärker die geschlechtliche Differenzierung
ausgeprägt ist, desto größer soll diese Entfernung sein. Diese Lehren
gerieten seit ihrer Veröffentlichung im Jahre 1810—1818 lange Zeit in
Vergessenheit, bis sie vor etwa 20 Jahren durch Möbius und Bunge
wieder aufgefrischt wurden; doch werden die Befunde auch heute
wieder stark angezweifelt, so daß noch weitere Belege für einen et-
waigen Zusammenhang zwischen Schädelgröße, Gehirnmassen und
innerer Sekretion beigebracht werden müßten. — Einige ältere Zahlen
aus der Zeit Galls mögen seine Theorien veranschaulichen:

Gehirngewichte nach Leuret, Marchant und Lassaigne
(aus Bunge, Physiologie).

	Gesamthirn	Großhirn	Kleinhirn	Medulla oblongata	Großhirn : Klein-hirn
Hengst	534	433	61	40	7,07
Stute	498	402	61	35	6,59
Wallach	520	419	70	31	5,97

Auffallend ist bei Stieren die mächtige Entwicklung des Hinter-
kopfes mit seiner breiten Nackenmuskulatur, die beim Ochsen und
bei der Kuh stark reduziert ist. Doch fehlen auch hier einwandfreie
Zahlen, um als Grundlage für solche Theorien dienen zu können.

Die Beispiele, die wir in den vorigen Abschnitten kennen lernten,
haben uns eindeutig bewiesen, daß das Skelett der beiden Geschlechter
in seiner Differenzierung abhängig ist von den Keimdrüsen; ihr Ausfall gibt den anderen Drüsen das Übergewicht, so daß ein Knochengerüst entsteht, das weder männlich noch weiblich ist, ein asexuelles
Skelett, für das wir als charakteristisches gemeinsames Merkmal vor
allem das gleiche Verhältnis von Ober- zu Unterlänge kennen gelernt
haben. Trotz dieser Übereinstimmungen haben männlicher und weiblicher Eunuchoid aber doch noch wesentliche geschlechtliche Verschiedenheiten: Die Keimdrüsen sind zwar atrophisch, aber doch
in ihrer Struktur als Hoden und Ovar erkennbar; die der Fort-
pflanzung dienenden Organe Penis, Prostata und Samenblasen des
Mannes, Uterus mit Vagina und Pubes des Weibes sind bis zu einem
gewissen Grade ausgebildet. Sind diese Geschlechtscharaktere nun
unabhängig von der inneren Sekretion der Keimdrüsen, oder genügten
die geringen Reste des interstitiellen Gewebes, um aus einer asexuellen
Embryonalform die beiden Geschlechter zu formen? — Um diese
Fragen beantworten zu können, müssen wir weiter ausgreifen und
uns zunächst allgemein mit dem Problem der Geschlechtsbestimmung
befassen. — Die Fragen: „Wird das Geschlecht vor der Befruchtung
des Eies, während dieser oder später bestimmt?" haben die mannigfaltigsten Beantwortungen gefunden. Auf der einen Seite wird angenommen, daß schon das unbefruchtete Ei geschlechtlich differenziert
sei, so daß die Spermatozoen keinen Einfluß mehr auf die Geschlechts-

form ausüben können (Lenhossék), auf der anderen Seite wird die Existenz zweier Arten von männlichen Spermatozoen verfochten, die sich durch die Zahl und Größe ihrer Chromosomen unterscheiden sollen, so daß also erst im Augenblick der Vereinigung von Ei und Samenzelle das Geschlecht bestimmt würde (Guyer, Wilson). Die bei den verschiedenen Tierarten bestätigten Unterschiede in der Zahl der Chromosomen der beiden Keimzellen haben der Anschauung von der syngamen Geschlechtsbestimmung in neuerer Zeit zu fast unbestrittener Anerkennung verholfen. — Wird nun durch die Befruchtung auch schon der gesamte Körper differenziert oder werden zunächst nur die beiden Keimdrüsen verschieden angelegt, den Somazellen · aber erst sekundär nach der beginnenden Funktion der Keimdrüsen ein geschlechtsspezifisches Gepräge gegeben? — Die Entwicklungsgeschichte lehrt uns, daß die Anlage der ersten Organe aus den Keimblättern noch keine bestimmten Geschlechtsunterschiede erkennen läßt. Wenn wir die allmähliche Entwicklung des Urogenitalapparats verfolgen, so sehen wir, daß bei beiden Geschlechtern zunächst die primitiven Harnabsonderungsorgane, Vorniere und Urniere, angelegt werden mit ihrem Ausführungskanal, dem Wolffschen Gang, von dem sich dann später der Müllersche Gang abspaltet, der in den Sinus urogenitalis einmündet, von dem aber noch nicht einwandfrei festgestellt ist, ob er nicht auch teilweise mit seinem vorderen Ende aus der Vorniere entsteht. Während der Müllersche Gang sich entwickelt, bei menschlichen Embryonen bei einer Länge von 22 mm, beginnt sich auch aus dem Epithel der Leibeshöhle längs eines Streifens an der medialen Seite der Urniere das Keimepithel zu den Geschlechtsdrüsen zu differenzieren, während vor dieser Zeit noch nicht unterschieden werden konnte, ob sich ein Hoden oder Ovar entwickeln würde (O. Hertwig).

Wenn wir uns die drei Perioden Roux' für die Ausbildungen der Form zu eigen machen (vgl. S. 71), so würde mit diesem Stadium der Differenzierung des Keimepithels die zweite Periode einsetzen, das Zusammenwirken der ererbten Determinationsfaktoren mit den nach der histologischen Differenzierung durch die beginnende Funktion erzeugten Reize. — Die allmähliche Umwandlung der Wolffschen und Müllerschen Gänge in die Ausführungsgänge der Keimdrüsen geschieht dabei in der Art, daß bei dem später männlichen Individuum der letztere atrophiert und aus dem ersteren sich der Nebenhoden mit Samenleiter und Paradidymis entwickelt, aus dem Müllerschen Gang aber der Eileiter entsteht unter Schwund des Wolffschen Ganges, von dem nur ein Teil als Epoophoron erhalten bleibt. In diesem genetischen Zusammenhange wären die Keimdrüsen das primäre Geschlechtsmerkmal, die Ausführungsgänge sekundäre. Solange der Zusammenhang zwischen Genitale und innerer Sekretion noch nicht bewiesen war, bezeichnete man auch dieses als primären Geschlechtscharakter und wollte als sekundär nur die übrigen geschlechtlichen Unterschiede gelten lassen, indem man annahm, daß nur diese durch

die Keimdrüsen beeinflußt würden, die Entwicklung des Genitale aber
ab ovo vorausbestimmt sei (Hunter, Darwin). — Poll wollte diese
Schwierigkeiten, die einzelnen Geschlechtsunterschiede kausal zu ordnen,
dadurch umgehen, daß er zwischen „essentiellen" und „akzidentellen"
Geschlechtsdifferenzen unterschied. Die ersteren (germinalen) sind die
Keimdrüsen, die letzteren teilte er wieder in genital-subsidiäre (innere:
Ei- und Samenleiter, Uterus und Anhangsdrüsen; äußere: Penis, Vagina) und extragenitale (innere: Psyche, Stimme; äußere: Haarwuchs,
Hörner u. a.). — Für unsere weiteren Ausführungen wollen wir uns
die Anschauungen Tandlers und Grosz' zu eigen machen, die u. a.
auch durch die Versuche Steinachs gestützt werden, daß die sekundären Geschlechtsmerkmale, also alle die beiden Geschlechter· unter-
scheidenden Verschiedenheiten mit Ausnahme der Keimdrüsen, ursprünglich „Systemmerkmale" waren, die erst dem „harmonischen Zusammenwirken der Drüsen mit innerer Sekretion ihre Entwicklung und Ausbildung
verdanken", daß also die Somazellen ursprünglich in ihrer Gesamtheit
eine „asexuelle Embryonalform" (Lipschütz) bildeten, die erst unter
dem Einfluß der Inkrete ihre geschlechtliche Prägung erhielten.

Unsere Aufgabe soll es jetzt sein, die Ausbildung der einzelnen
Geschlechtsunterschiede an den verschiedenen Organen im Zusammenhang mit der inneren Sekretion zu verfolgen. — Einige von diesen
Abänderungen des asexuellen Typus in den männlichen und weiblichen Körper haben wir bereits bei der Ausbildung des Skeletts kennen gelernt, bei der Umwandlung der kindlichen Stimme in die tiefere
kräftigere des Mannes, in dem verschiedenen Blutbilde, der bei Mann
und Weib wechselnden Temperatur. — Ein weiterer besonders in
unseren Breiten auffallender Unterschied ist die verschiedene Behaarung
der beiden Geschlechter. Beim Manne ist besonders der Haarwuchs
in der Regio pubis stark entwickelt; er schließt nach oben konvex
ab oder setzt sich dreiecksförmig bis zum Nabel hinauf fort; weiter
sind Brust und Gesicht stark behaart. Beim Weibe ist die Scham-
behaarung scharf dreieckig begrenzt, nach oben entweder leicht kon-
kav oder gerade; die Körperbehaarung ist meist nur leicht angedeutet,
Gesichtshaare fehlen. Die direkte Abhängigkeit des Haarwuchses von
der inneren Sekretion der Keimdrüsen beweist das Experiment, die
operative Entfernung der Hoden und Ovarien. Männliche Eunuchen
haben einen glatten haarlosen Körper; nur die Schamhaare sind
schwach entwickelt in ähnlicher dreieckiger Anordnung wie beim
Weibe, außerdem sind in den Achselhöhlen spärliche· Haare vorhanden. Die Barthaare fehlen vollkommen, nur in einzelnen Fällen sind
oberhalb der Mundwinkel und am Kinn einzelne Härchen bemerkbar.
Statt des männlichen Backenbartes sind feine, den fötalen entsprechende
Wollhaare vorhanden. Bei weiblichen Eunuchen verschwinden auch die
Schamhaare; nur am Kinn entwickeln sich einzelne Stoppeln, die auch
bei alten Frauen und alten männlichen Eunuchen beobachtet werden.
Ein indirekter Beweis für den Einfluß der inneren Sekretion von Hoden und Nebennieren ist der Haarausfall nach Thalliumverfütterung

mit gleichzeitiger Atrophie der testes, Erlöschen des Geschlechtstriebes und Abnahme des Adrenalingehaltes der Nebennieren (Buschke und Peiser).

Daß die Testesinkrete die anregende Wirkung auf den Haarwuchs ausüben, beweisen auch die Beobachtungen von übermäßiger Haarbildung bei männlicher sexueller Frühreife. Bei einem neunjährigen Knaben mit einem Tumor des linken Hodens waren die Bart- und Körperhaare wie bei einem Erwachsenen entwickelt, nach der Entfernung des erkrankten Hodens fielen die Barthaare wieder aus, die übrige Körperbehaarung ging zurück und nur in der Regio pubis blieb das dichte Haarfeld bestehen (Falta). — Auch bei Spätkastraten fallen Gesichts- und Körperhaare nach der Operation oder Verletzung der Testes aus; durch Implantation eines gesunden Hodens unter die Bauchhaut wird aber der normale Haarwuchs wieder angeregt. — Der Reiz, welcher die Zellen des Haarkeimes zu erhöhter Tätigkeit anregt, scheint aber nicht von den männlichen Keimdrüsen direkt auszugehen, sondern auf dem Umwege über die Nebennieren erzeugt zu werden. Hierfür sprechen zahlreiche Befunde bei Erkrankungen der Nebennierenrinde; bei jungenMädchen im Alter von 7—19 Jahren, aber auch bisweilen bei alten Frauen setzt nach Rindentumoren ein starkerWuchs der Backen- und Schnurrbarthaare ein, in einzelnen Fällen der ganzen Körperbehaarung (Hypertrichosis, Hirsutismus). Gleichzeitig kommt es zur Atrophie der Ovarien, des inneren Genitale und zum Aufhören der Menses. Es ist schwer zu entscheiden, ob diese Atro-

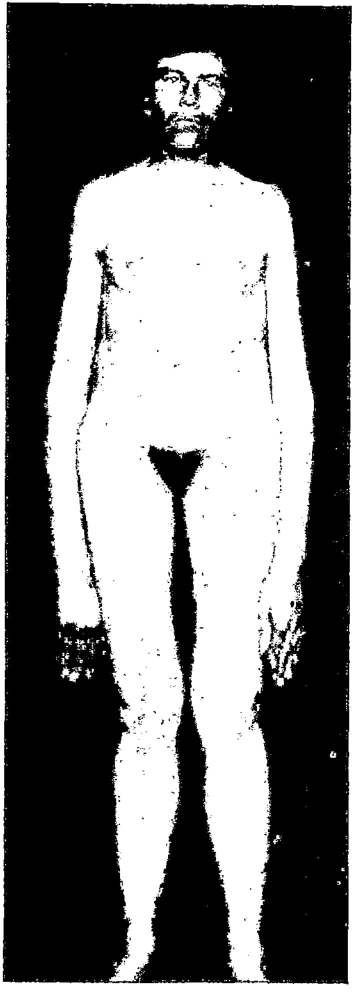

Abb. 29.
24jähriger Skopze nach Tandler und Grosz.

phie sekundär durch die veränderte Funktion der Nebennieren bedingt ist, oder ob der Ausfall der Keimdrüsen einen hemmenden Einfluß auf diese und den Haarwuchs verschwinden läßt, da auch nach Miß- und Neubildungen der Ovarien solche Fälle von Hirsutismus beschrieben wurden. — Auch während der Schwangerschaft ist mit der stär-

keren Bauchbehaarung der Frau eine Vergrößerung der Nebennierenrinde verbunden, ein weiteres Beispiel für den inkretorischen Zusammenhang dieses Organs mit den Keimdrüsen, den wir schon genetisch
durch die gemeinsame Abstammung von benachbarten Stellen des Cö-
loms und der histologischen Ähnlichkeit der Zellen der Nebennierenrinde mit denen der interstitiellen Drüse zu erklären versuchten. —
Von Interesse ist in diesem Zusammenhange auch eine Bemerkung
Friedenthals, daß bei den melanodermen (farbigen) Rassen „die Frau
dem Manne im Haarwuchs nacheifert und so ihrerseits den Abstand
der Geschlechter überbrückt", wenn wir uns an die Bedeutung des
Adrenalins für die Bildung der Melanine erinnern und annehmen, daß
mit der erhöhten Außentemperatur eine Funktionsänderung der Nebenniere verbunden ist. Vielleicht bestehen hier ähnliche Zusammenhänge
zwischen Klima und Inkretion, wie wir sie schon aus den Adlerschen
Arbeiten für die Schilddrüse kennen gelernt haben. — In neueren Versuchen hat derselbe Forscher im Anschluß an ältere Untersuchungen
von Hertwig auch auf den Einfluß äußerer Faktoren auf die Geschlechtsbestimmung in Verbindung mit der inneren Sekretion hingewiesen. Er fand, daß eine stark funktionierende Schilddrüse männ-
chenbestimmend wirkte, da bei einer Froschrasse aus dem Ursprungs-
tal, die im Alter von $^1/_2$ Jahren eine vergrößerte, basedowähnliche
Schilddrüse haben, die Männchen überwiegen.. In Versuchen mit Frosch-
eiern, die verschieden lange Zeit im Körper des Weibchens verweilt
hatten, fand er, daß überreife Eier nach der Befruchtung überwiegend
Männchen ergaben mit hypertrophierter Schilddrüse, die im histologischen Bilde neben Vergrößerung des Follikelepithels eine Verflüssigung des Kolloids zeigte.

Dieselben Wirkungen der inneren Sekretion wie auf das menschliche Haarkleid finden wir auch bei Federn und Haaren aller Wirbeltiere wieder. Der kastrierte Kapaun zeigt eine andere Federung wie
der Hahn, aber keine Verminderung wie beim menschlichen Eunuchen,
sondern im Gegenteil ein stärkeres Wachstum der Steiß- und Hals-
federn und eine Zunahme der Farbenpracht des übrigen Gefieders
(Poll, Sellheim). Da auch bei alten Hennen eine „Hahnenfedrig-
keit" auftritt, können wir annehmen, daß bei den Hühnern die weibliche Keimdrüse hemmend auf das Federwachstum einwirkt. Die für
den Hahn charakteristischen Kämme schrumpfen nach der Kastration
ebenso wie die Bartläppchen, dagegen sind die kräftigen Sporen beim
männlichen Kastraten nicht verkümmert, und auch nach Ovariotomie
wachsen sie ebenso schnell wie beim Hahn, so daß also die weibliche Drüse auch hemmend auf das Sporenwachstum wirkt. Von
großem Interesse sind die Versuche Morgans an hennenfedrigen
Campinehähnen, die nach der Kastration das Gefieder des normalen
Durchschnittshahnes annahmen; er fand bei ihnen große, reichlich mit
Fett gefüllte interstitielle Hodenzellen, die ähnlich auch im Ovar der
Hennen auftreten (Lutealzellen), und die beim Hahn sonst fehlen. —
Umgekehrt läßt eine Hodentransplantation bei dem Kapaun des Haus-

hahns die Kämme wieder über die normale Größe anschwellen (etwa
60 mm beim Kastraten, 80—110 beim Hahn, 80—145 nach Transplantation. — Pézard). Es genügen hierfür 0,5 g Hodensubstanz,
ja bei partieller Kastration ist nach Lipschütz noch $^1/_{140}$ der ursprünglichen Hodensubstanz imstande, das Auftreten des Kastratentypus zu verhindern, so daß Pézard annimmt, daß bei der morpho-
genetischen Wirkung der Hodeninkrete nicht die Quantität, sondern
das „Alles oder Nichts"-Gesetz entscheidet.— Männliche Meerschweinchen unterscheiden sich durch ihr rauhes, struppiges Haarkleid von
dem weich und geschmeidig behaarten Weibchen; der Kastrat nimmt
dagegen die Eigenschaften der letzteren an, so daß hier wie beim
Menschen ein von der männlichen Drüse ausgehender fördernder Reiz
auf die Haarkeime anzunehmen ist. — Anhangsweise sei hier noch
erwähnt, daß auch die Geweihbildung bei Cerviden durch die Testes
angeregt wird. Nach Versuchen von Tandler und Grosz muß man bei
der experimentellen Prüfung durch Exstirpation unterscheiden zwischen
Operationen zur Zeit des Fegens, wenn also der häutige Überzug, der
noch das neugebildete Gehörn bedeckt, noch nicht an Bäumen und
Sträuchern abgestreift wird, der Bock sich noch im Bast befindet, und zur
Zeit des schon gefegten Geweihes. Im ersteren Falle bildet sich das
Gehörn zu einem Perückengeweih um durch tumorartige Wucherungen,
nach dem Fegen dagegen wird es zunächst abgeworfen und dann erst entwickelt sich das mißgestaltete Gehörn. Beim weiblichen Hirsch ist die
Entfernung der Ovarien ohne Einfluß auf die Geweihbildung, so daß also
nur den Hodeninkreten Förderung der Neubildung und Sprossung zukommt. — Auch beim Menschen findet man Unterschiede in der
Hornbildung der beiden Geschlechter; bei aufmerksamem Betrachten
wird man leicht Verschiedenheiten zwischen dem schmaleren, weichen
Frauennagel und dem derberen, breiteren Männernagel feststellen
können; die Dicke ist beim Manne im Durchschnitt 0,384 mm, bei
Frauen 0,346 mm (Esbach). Doch spielen hierbei neben Ge-
schlechtsunterschieden wohl auch die verschiedenen Berufsarten eine
große Rolle.

Die Geschlechtsmerkmale, die wir bis jetzt kennen gelernt haben,
würden nach der Pollschen Einteilung zu den extragenitalen zu
rechnen sein. Über ihre Abhängigkeit von den Keimdrüsen bestehen
in neuerer Zeit nach der Sammlung und Sichtung des experimentellen Materials wohl kaum mehr Meinungsverschiedenheiten; dagegen
besteht in bezug auf die genitalen subsidiären, also das eigentliche
Genitale, nicht dieselbe Einmütigkeit. Für die Ausführungsgänge der
Keimdrüsen haben wir es schon wahrscheinlich gemacht, daß sie aus
der asexuellen Anlage des Müllerschen und des Wolffschen Ganges
nach Differenzierung des Keimepithels durch Inkretwirkungen entstanden. — Auch Penis und Klitoris entwickeln sich aus einer gemeinsamen Anlage heraus einmal durch deren Wachstumsförderung,
das andere Mal durch Hemmung. Bei 11—13 mm langen menschlichen Embryonen bildet sich im vorderen Ende der noch durch eine

Membran verschlossenen Kloake durch Bindegewebswucherung eine
Verdickung aus, der Geschlechtshöcker, der vom 4. Monat nach der
Befruchtung an sich zu differenzieren beginnt. Beim weiblichen Embryo
wächst er langsam unter Verdickung des vorderen Endes zur Klitoris
um, beim männlichen durch starkes Längenwachstum zum Penis. An
der unteren Fläche ist der Geschlechtshöcker durch eine Furche ver-
tieft, welche durch zwei Hautfalten begrenzt ist, die sich beim weiblichen Geschlecht zu den kleinen Schamlippen, beim männlichen durch
Umschließen der unteren Rinne und Verwachsung zur Pars cavernosa
urethrae umbilden. Die faltige Hautumgrenzung des Geschlechtshöckers, die Geschlechtswülste, wird im ersteren Falle zu den großen
Schamlippen, beim männlichen Fötus zum Skrotum. — Wir sind so
ausführlich auf die Entwicklungsgeschichte der Kopulationsorgane eingegangen, weil sie uns später das Verständnis des Hermaphroditismus
wesentlich erleichtern wird. Eine Tabelle nach Hertwig möge noch
einmal die geschlechtliche Differenzierung der gemeinsamen asexuellen
Anlage zusammenfassen:

Tabelle X.

Männliche Geschlechts- teile	Gemeinschaftliche Ausgangsform	Weibliche Geschlechts- teile
Samenampullen und Samenkanälchen	Keimepithel Urniere	Eifollikel, Graafsche Bläs- chen
a) Nebenhoden. Epidi- dymis mit Rete testis und Tubuli recti b) Paradidymis	a) Vorderer Teil mit den Geschlechtssträngen (Geschlechtsteil) b) Hinterer Teil (eigent- licher Urnierenteil)	a) Epoophoron mit Marksträngen des Eierstocks b) Paroophoron
Samenleiter mit Samen- bläschen	Urnierengang	Gartnersche Kanäle einiger Säugetiere
Niere und Ureter	Niere und Ureter	Niere und Ureter
Hydatide des Neben- hodens. Sinus prostati- cus (Uterus masculinus)	Müllerscher Gang	Eileiter und Fimbrien, Gebärmutter und Scheide
Gubernaculum Hunteri	Leistenband der Urniere	Rundes Mutterband und Ligamentum ovarii
Männliche Harnröhre (Pars prostatica und membranacea)	Sinus urogenitalis	Vorhof der Scheide
Männliches Glied	Geschlechtshöcker	Klitoris
Pars cavernosa urethrae	„ falten	Kleine Schamlippen
Hodensack	„ wülste	Große Schamlippen

Bei der Kastration vor der Pubertät bleibt der Penis in seiner
Entwicklung zurück, bei erwachsenen Eunuchen und Eunuchoiden erreicht er kaum eine Länge von 2 cm. Seine Schwellkörper sind dabei,
verglichen mit dem normalen Corpus cavernosum urethrae, in der
Entwicklung gehemmt und die Hohlräume durch bindegewebige Ein-
buchtungen verengt. Nach Lipschütz soll diese Gewebsneubildung

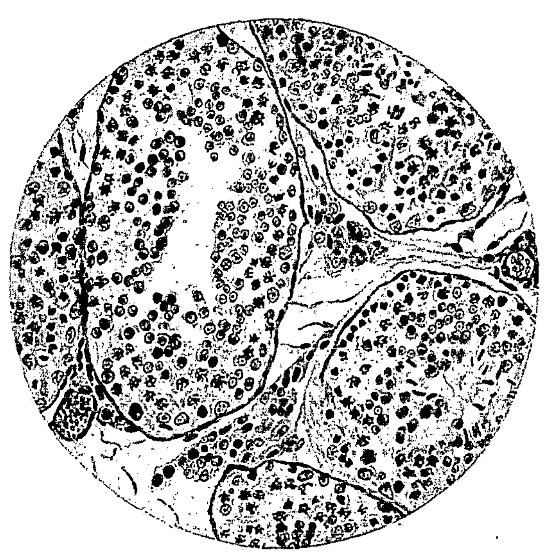

Abb. 30. Hoden eines 6½ Monate alten, vor 5 Monaten einseitig kastrierten Kaninchens mit normal ausgebildetem Penis (Abb. 34) von postpuberaler Form. Fixiert nach Helly, gefärbt nach Heidenhain. Kanälchen in voller Spermatogenese. Im Nebenhoden Spermatozoen. Zwischenzellen protoplasmareich und mit großem, rundem Kern.

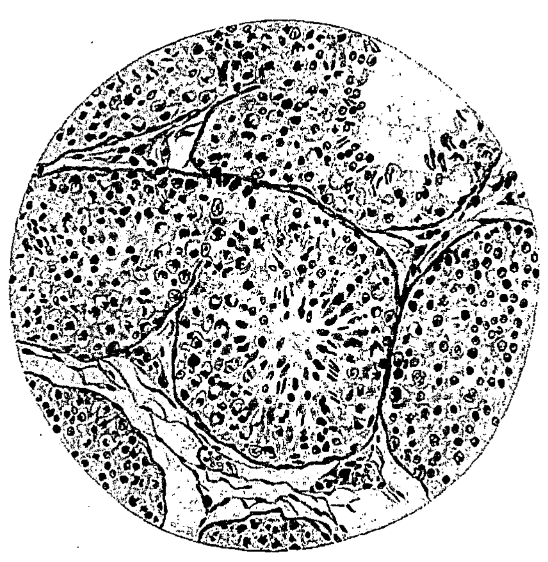

Abb. 31. Hoden eines 6½ Monate alten, vor 5 Monaten einseitig kastrierten Kaninchens aus demselben Wurf wie Abb. 30. Kanälchen in voller Spermatogenese. Im Nebenhoden Spermatozoen. Zwischenzellen protoplasmaarm; Kerne kleiner; es herrschen Zellen mit länglichem Kern vor.

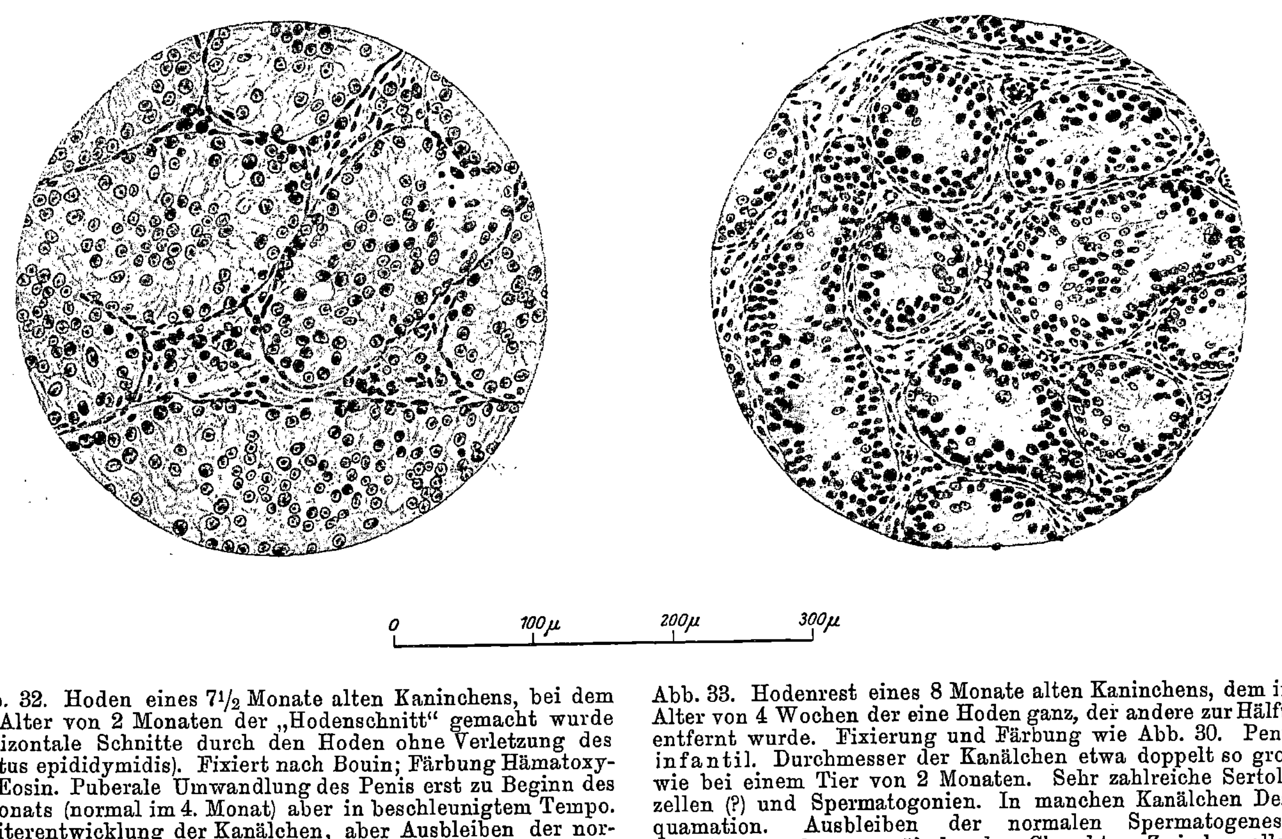

Abb. 32. Hoden eines 7½ Monate alten Kaninchens, bei dem im Alter von 2 Monaten der „Hodenschnitt" gemacht wurde (horizontale Schnitte durch den Hoden ohne Verletzung des ductus epididymidis). Fixiert nach Bouin; Färbung Hämatoxylin-Eosin. Puberale Umwandlung des Penis erst zu Beginn des 7 Monats (normal im 4. Monat) aber in beschleunigtem Tempo. Weiterentwicklung der Kanälchen, aber Ausbleiben der normalen Spermatogenese. Zahlreiche Sertolizellen (?) in den Kanälchen, ev. Spermatogonien (?), jedenfalls nicht Spermatozyten. Ausgebreitete Desquamation; Zwischenzellen sehr protoplasmareich, Kerne groß und rund; Mitosen im Zwischengewebe.

Abb. 33. Hodenrest eines 8 Monate alten Kaninchens, dem im Alter von 4 Wochen der eine Hoden ganz, der andere zur Hälfte entfernt wurde. Fixierung und Färbung wie Abb. 30. Penis infantil. Durchmesser der Kanälchen etwa doppelt so groß wie bei einem Tier von 2 Monaten. Sehr zahlreiche Sertolizellen (?) und Spermatogonien. In manchen Kanälchen Desquamation. Ausbleiben der normalen Spermatogenese. Zwischengewebe von präpuberalem Charakter: Zwischenzellen sehr protoplasmaarm, Kerne klein; es überwiegen gewöhnliche Bindegewebszellen Abbildungen 30—33 nach Präparaten und Zeichnungen von Wagner, aus Arbeiten von Lipschütz, Wagner und Borman.

darauf hindeuten, daß kein direkter Einfluß der Keimdrüsen, sondern Inaktivitätsatrophie als Folge der fehlenden geschlechtlichen Betätigung die Ursache war. Ebenso ist auch in Fällen von angeborener Atrophie der Ovarien das äußere weibliche Genitale verkümmert angelegt (vgl. Abb. 41). — Dieselben Bilder finden wir bei kastrierten Ratten, denen im Alter von 4—6 Wochen die Hoden exstirpiert wurden. Auch hier sehen wir wieder das Stehenbleiben des Penis auf einer kindlichen Entwicklungsstufe mit Fehlen der Eichel, ebenso wie bei den Kaninchen- und Meerschweinchenkastraten, bei denen auch gleichzeitig Prostata und Samenblasen auf den zehnten Teil der Länge beim normal entwickelten Männchen geschrumpft sind. Bei einseitiger Kastration geht die Entwicklung des Kaninchenpenis parallel mit der Ausbildung der Zwischenzellen unabhängig von der Spermatogenese (vgl. Abb. 30—34), während andererseits Berblinger beim Menschen infantiles äußeres Genitale bei gut entwickelten Leydigzellen fand,

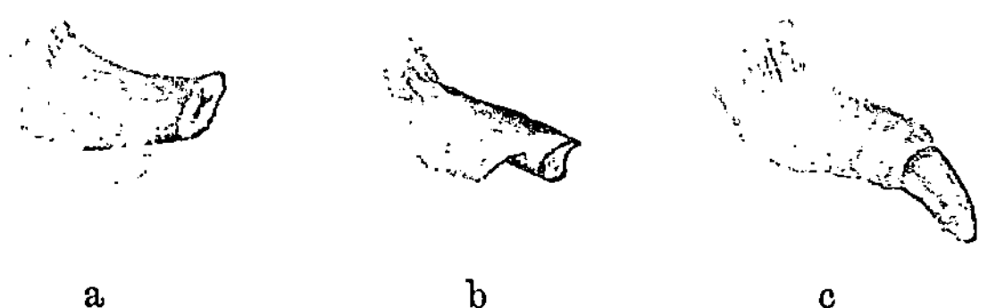

a   b   c

Abb 34. Penis zu Abbildung 31 (34 b) verglichen mit einem Kastratenpenis (34 a) und mit einem normalen (34 c).
a) Penis eines 7½ Monate alten, vor 5½ Monaten beiderseitig kastrierten Tieres; b) Penis zu Abbildung 31 (Hoden in voller Spermatogenese, aber protoplasmaarme Zwischenzellen mit kleinen Kernen. Vorherrschen der Zellen mit länglichen Kernen). Der Penis zeigt die infantile Form; es fehlt die „glans" (Fortsatz der corpora cavern. penis); c) Penis eines normalen Tieres aus demselben Wurf wie a).
a) und c) nach dem lebenden Tiere gezeichnet, b) nach dem konservierten Präparat; daher b) etwas geschrumpft im Vergleich zu a). Natürliche Größe. — Nach Lipschütz, Wagner und Bormann.

so daß also die Frage: „Samenbildungs- oder Zwischenzellen als Ursprungsort der Inkrete?" auch in diesem Zusammenhange noch nicht endgültig gelöst ist. Der fördernde Einfluß der Inkrete wird wieder durch Transplantation von Hoden auf Kastraten bewiesen, wie sie Steinach an Ratten und Meerschweinchen ausführte, Voronoff und Lespinasse [Chicago] am Menschen, oder durch subkutane Injektion von Glyzerinextrakten aus kryptorchen Hoden, wie sie Ancel und Bouin bei Meerschweinchen versuchten. Nach 9 Monaten hatte der Penis der so behandelten Kastraten fast dieselbe Länge (im Durchschnitt 3,2 cm) wie bei normalen Männchen (3,7 cm) erreicht, während er bei nicht behandelten auf 2 cm zurückgegangen war. Die Samenblasen hatten sich bei den Injektionstieren nicht so schnell wieder erholt (3,6 cm lang gegen 5,8 normal und 1,3 cm der Kastraten). Dasselbe Experiment führt die Natur bei frühreifen Kindern aus, so

7*

daß z. B. bei einem 10 Monate alten Knaben mit haselnußgroßen Testes der Penis schon 5 cm lang war bei einem Körpergewicht von 7,9 kg und einer Länge von 72 cm.

6. Geschlechtsumwandlungen.

Der beste Beweis für die Hypothese über den Einfluß der Keimdrüsen auf die Ausbildung der Geschlechtscharaktere ist durch die experimentellen Geschlechtsumwandlungen Steinachs, Athias und Sands an Meerschweinchen und Ratten, Brandes' an Damhirschen,

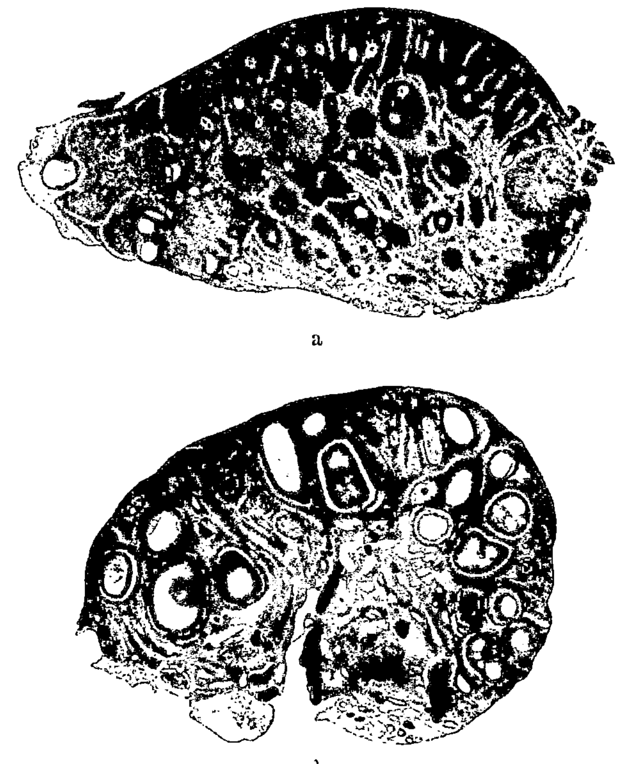

Abb. 35.   a) Schnitt durch das Ovar eines 4½ Monate alten Meerschweinchens, welches im Alter von 3 Wochen mit Röntgenstrahlen behandelt worden war. b) Ovar der gleichaltrigen normalen Schwester. Nach Steinach.

Goodales und Pézards an Hühnern gegeben, nachdem durch Bucura, W. Schultz u. a. die Vorarbeiten für die Keimdrüsentransplantationen ausgeführt worden waren. Wir haben schon an einer früheren Stelle einige Beispiele dafür angeführt, daß der generative Anteil der weiblichen Keimdrüsen, das Ei nicht allein von Einfluß auf die Formbildung ist, sondern daß auch die corpora lutea wirksame Inkrete erzeugen. Steinach und Holzknecht gaben hierfür weitere Beweise durch die experimentelle Ausschaltung des generativen Ovariumanteiles durch Röntgenbestrahlung. 2—4 Wochen alte Meerschweinchen wurden einmal vom Rücken aus mit 11—12 Holzknecht-Einheiten bei einer Dosierung von 7—8 Bauer-Härten ohne Filterbenutzung bestrahlt. Nach 3—4 Wochen zeigte sich leichter Haarausfall und nach 8 Wochen erfuhren einzelne weibliche Geschlechtscharaktere eine mächtige Förderung. Vor allem erreichten in 40% der bestrahlten infantilen Fälle das Zitzenwachstum der jungfräulichen Tiere eine Ausbildung wie bei schwangeren Weibchen und die Milchdrüsen sezernierten 2—3 Wochen lang eine normale fettreiche, weiße Milch. Bei der histologischen Untersuchung der Ovarien fiel die völlige Atrophie sämtlicher Follikel auf; dafür war „das ganze ovarielle Stroma fast lückenlos durchsetzt und angefüllt von enormen Wucherungen weiblicher Pubertätsdrüsenzellen", die ihrer Größe und dem Lipoidreichtum nach den Luteinzellen des Corpus luteum entsprachen. — Bei älteren jungfräulichen Tieren waren die Erfolge nicht so günstig; bisweilen wurden auch bindegewebige Entartungen der Ovarien beobachtet, so daß scheinbar eine andere Dosierung wie bei ganz infantilen Meerschweinchen gewählt werden muß; die Folgen dieser Degeneration waren ähnlich denen nach Kastration: Verkleinerung und Eintrocknen der Zitzen mit völliger Mammaatrophie. — In den letzten Jahren wurde die Röntgenbestrahlung der Ovarien vielfach zur Stillung ovarieller Blutungen angewandt; die hierbei in einer Anzahl von Fällen beschriebene zunehmende Spannung der Brüste mit Kollostrumabsonderung lassen für spätere Obduktionen denselben histologischen Befund wie bei den bestrahlten Meerschweinchen voraussagen. — Auch bei Männern sind solche Schädigungen des generativen Hodenanteils bei Personen beschrieben worden, die beruflich viel mit Röntgenstrahlen arbeiteten; man hat bis jetzt aber wenig auf Veränderung der Sexuszeichen geachtet, da es sich meist um Erwachsene handelte. Auch bei vollständig erhalten gebliebener Spermatogenese kann bei Meerschweinchen eine Wucherung des interstitiellen Gewebes eintreten, die äußerlich in einer Frühreife erkennbar wird, wie wir sie schon wiederholt bei männlichen und weiblichen Kindern beschrieben haben; doch sind in diesen Fällen die zugehörigen Keimdrüsen noch nicht so. eingehend histologisch untersucht worden; es würde von größtem Interesse sein, festzustellen, ob auch hier die Frühreife mit einer Überentwicklung der interstitiellen Zellen parallel geht. — Bei Meerschweinchen zeichnen sich solche prämaturen Jungen durch frühere Behaarung, durch schnellere Gewichts- und Längenzunahme, besonders des Kopfes, volle Entwicklung der Corpora cavernosa des Penis und der Anhangsdrüsen vor den gleichaltrigen Brüdern aus. Sie zeigen auch ein früheres Erwachen des Geschlechtstriebes, sind angriffslustiger und bespringen selbst brünstige Weibchen. Im histologischen Bilde sind die Samenkanälchen gut entwickelt mit normaler Spermatogenese, die Leydig-

a) Maskulierung.

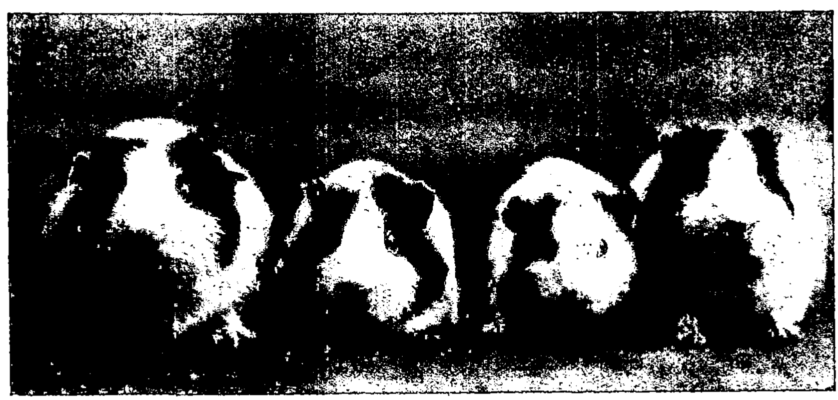

| Maskulierte Schwester | Kastrierte Schwester | Normale Schwester | Normaler Bruder |

b) Feminierung.

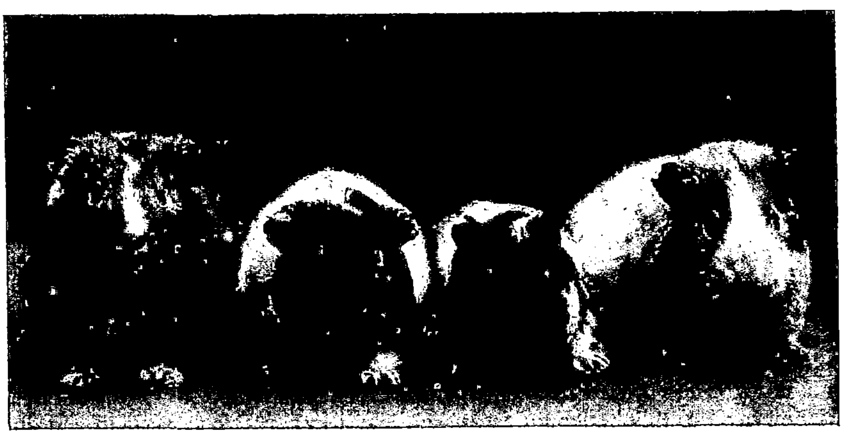

| Kastrierter Bruder | Normale jungfräuliche Schwester | Feminierter Bruder | Normaler Bruder |

Abb. 36.

schen Zwischenzellen sind dagegen vermehrt und bilden große, dichte Zellnester.

Der eigentliche Anstoß zu den angeführten Arbeiten Steinachs waren seine Transplantationsversuche von Keimdrüsen auf Kastraten; er fand hierbei, daß nach dem Anheilen stets die generativen Anteile von Hoden und Ovarien verkümmerten, während die interstitiellen

Zellen sich rasch vermehrten und den Platz der atrophischen Samenkanälchen und Follikel einnahmen, so daß die nach der Implantation wieder sich neu bildenden männlichen und weiblichen Geschlechtsmerkmale logischerweise auf die inkretorische Tätigkeit dieser Zellen zurückgeführt werden mußten. Er begnügte sich aber nicht mit der Übertragung homologer Keimdrüsen, sondern versuchte auch durch heterologe den Geschlechtscharakter völlig in sein Gegenteil umzuwandeln. Den Erfolg dieser Versuche mögen die beiden nebenstehenden Abbildungen illustrieren:

In dem ersten Bilde ist eine Meerschweinchenfamilie, aus einem Bruder und drei Schwestern bestehend, abgebildet; zwei von den letzteren wurden kastriert und der einen so operierten die Hoden eines erwachsenen Meerschweinchens unter die Bauchhaut verpflanzt. Bei dem „maskulierten" Weibchen begannen sich schon nach 14 Tagen dieselben Körperformen, dasselbe struppige Fell, dieselben männlichen psychischen Geschlechtsmerkmale zu entwickeln wie bei dem gleichaltrigen Bruder, und im weiteren Verlauf der Entwicklung war es diesem sogar bald in allen männlichen Eigenschaften überlegen, es war „Hypermaskulierung" eingetreten, die nach den mikroskopischen Bildern auf die Wucherung der interstitiellen Drüse zurückgeführt werden mußte. — Das zweite Bild zeigt als drittes Tier einen männlichen Kastraten, dem nach der Hodenexstirpation Ovarien eingepflanzt wurden; hier zeigt sich deutlich der hemmende Einfluß der weiblichen Keimdrüse auf die Entwicklung des Skeletts und der äußeren Formen; analog dem ersten Falle war eine „Hyperfeminierung" eingetreten: die Entwicklung der Zitzen, die Hypertrophie der Milchdrüsen, an der junge Meerschweinchen Nahrung erhielten, übertraf bei weitem die Reifeerscheinungen bei der gleichaltrigen (jungfräulichen) Schwester, so daß also eine überstürzte Entwicklung, ein Überspringen verschiedener Reifestadien eingetreten war. Das histologische Bild der implantierten Ovarien dieses feminierten Männchens war dem in Abbildung 35 a gezeigten ähnlich und entsprach mit seiner großen Masse obliterierter Follikel mit reichlicher Bildung von Luteinzellen dem Ovar eines schwangeren Tieres. — Eine auf der nächsten Seite folgende Tabelle möge die Längenunterschiede der so in ihrem Geschlecht umgewandelten Meerschweinchen im erwachsenen Zustande erläutern.

Zu denselben Ergebnissen gelangte Sand bei seinen Übertragungsversuchen mit Geschlechtsumwandlung. Lipschütz hob besonders die Umwandlung der Klitoris der maskulierten Ratten in ein penisartiges Organ hervor, das aus zwei Corpora cavernosa penis bestand, „die wie die beiden Hälften eines Giebeldaches zueinander gelagert sind"; die sonst hemmend wirkende Inkretion der Ovarien auf den Geschlechtshöcker war also beseitigt und an ihre Stelle die fördernden Reize der männlichen Hormone getreten, welche die Gewebsneubildung anregten (vgl. hierzu die Übersicht nach Hertwig S. 96). — Schließlich seien auch die schon angedeuteten Ergebnisse Brandes' bei der

Tabelle XI.
Nach Steinach. Zu Abbildung 36a.

Versuchstier	Gewicht g	Ohrdistanz mm	Zygomatische Distanz mm	Kopflänge mm
Normales Weibchen	845	22	40	74
Normales Männchen	1002	31	43	81
Maskuliertes Weibchen	1200	33	48	87

Zu Abbildung 36 b.

Versuchstier	Gewicht g	Ohrdistanz mm	Zygomatische Distanz mm	Kopflänge mm
Normales Männchen	980	30	43	80
Normales Weibchen	808	2l	40	72
Feminiertes Männchen	516	19	36	67

Feminierung und Maskulierung von Damhirschen erwähnt (nach Lip-schütz): Im ersteren Falle blieb die Geweihbildung aus, während bei den umgewandelten Weibchen die stärkere Entwicklung des Kehlkopfes, der Ansatz zu einem Geweih den Erfolg der Transplantation anzeigten. — Bei Hühnern und Enten erzielten Goodale und Pézard ähnliche Erfolge durch Einpflanzung von Ovarien in die Bauchhöhle kastrierter, etwa 24 Tage alter Hähne, die nach 6 Wochen in ihrem Federkleide und der Sporenbildung den gleichaltrigen Schwestern glichen.

7. Hermaphroditismus.

Während die vorangehenden Abschnitte uns eindeutige Beweise für Beeinflussung der körperlichen Geschlechtscharaktere durch die Inkrete der Keimdrüsen gaben, ist die Frage, ob auch schon im embryonalen Stadium eine solche Abhängigkeit vorhanden ist, schwieriger zu entscheiden. Vielfach ist der Versuch unternommen worden, den Hermaphroditismus, die Mischung männlicher und weiblicher Geschlechtsmerkmale in einem Körper, dadurch zu erklären, daß man das gleichzeitige Vorhandensein männlicher und weiblicher Keimdrüsen annahm, die nacheinander durch ihre Inkrete die Somazellen in der einen oder der anderen Richtung beeinflußten, ohne daß es aber gelang (abgesehen von den wenigen Fällen von Hermaphroditismus verus) diesen Nachweis zu erbringen. — Steinach nimmt, auf seine Tierversuche gestützt, einen Antagonismus zwischen Hoden und Ovarien an, da es ihm nie gelang, bei Meerschweinchenweibchen ohne Kastration Hoden zum Anheilen zu bringen; nach kurzer Zeit degenerierten die überpflanzten Drüsen völlig und waren von Bindegewebe durchsetzt. Einen ähnlichen Antagonismus fand Matsuayma bei der parabiotischen Vereinigung männlicher und weiblicher Ratten, da bei Schwangerschaft des weiblichen Partners die Hoden des Männchens degenerierten. — Bei kastrierten Tieren dagegen wuchsen beide Keimdrüsen leicht an und zeigten im histologischen Bilde die schon oben

beschriebenen Wucherungen der interstitiellen Gewebe. Die weibliche
Drüse war hierbei noch der männlichen überlegen, ihre inkretorische Wirkung auf feminierte Männchen konnte bis über $3^1/_2$ Jahre lang verfolgt
werden, während maskulierte Weibchen schneller wieder in den Kastratentypus zurückfielen. — Bessere Erfolge, aber auch nur in 20 %
der Versuche, wurden erzielt, wenn man nach der Kastration Stücke
beider Keimdrüsen unter die Haut auf die skarifizierte Muskulatur
aufpfropfte. Wurden sie dicht aneinander gelagert, so konnte man
nach einiger Zeit in Schnitten Durcheinanderwachsen der einzelnen
Zellarten mit herdweiser Degeneration der einen oder der anderen
beobachten. — Noch besser gelang Sand die Erzeugung solcher
„Ovotestes" (nach Sand Ovariotestes) durch direkte Einpflanzung in-
fantiler Ovarien in die Hoden 5—12 Wochen alter Meerschweinchen,
wobei beide Keimdrüsen sich weiter entwickelten, Eibildung und
Spermatogenese erhalten blieb. Die so erzeugten Zwitter zeigten nun
die Merkmale beider Geschlechter; so war bei einem infantilen
Rattenmännchen, dem mit einem Monat zwei Ovarien in die beiden
Testes verpflanzt wurden, im Alter von 4 Monaten der Penis 0,6 cm
lang (etwas kleiner als derjenige der Kontrollen); die beiden Samenblasen waren entwickelt und sekrethaltig (0,3 cm statt normal 0,4 cm
lang); die Papillen der Brustdrüsen waren groß und strotzend, pig-
mentiert, mit breiter Areola und sezernierten beim Pressen normale
Milch. Es waren also sowohl die männlichen genitalen subsidiären
Geschlechtsmerkmale als auch äußere weibliche entwickelt. Auch
Moore fand diesen Antagonismus bei einseitiger Kastration bei Meerschweinchen wieder, doch hatte er bei Ratten bessere Erfolge, so daß
er sich gegen einen Antagonismus der Keimdrüsen im allgemeinen
aussprach, wenn er auch nicht so weit ging wie Witschli, der auf
Literaturstudien gestützt, überhaupt eine Abhängigkeit der sekundären
Geschlechtsmerkmale von den Keimdrüsen in bezug auf morphogene-
tische Inkrete leugnet. — Die Versuche Harms, der fand, daß die
Entwicklung der Eizellen im Bidderschen Organ durch Hodenimplan-
tation gehemmt wird und die Entwicklungshemmung von Hoden durch
Injektionen von corpus luteum und Plazenta Lipoiden (Stein und
Herrmann; Fellner) sprechen für die Auffassung Steinachs.

Solche Fälle von Zwitterbildung (Hermaphroditismus) finden wir
in der Literatur sehr häufig. F. v. Neugebauer hat allein bis zum
Jahre 1906 schon 1632 Literaturangaben über einzelne Fälle beim
Menschen gesammelt, außerdem hat er selbst eine große Zahl beobachtet und eingehend beschrieben. Einen Fall, der dem Sand-
schen Meerschweinchenzwitter, von dem ebenfalls eine Abbildung
beigefügt wird, entsprechen würde, zeigt das umstehende Bild.

Der äußere Eindruck des menschlichen Zwitters ist zuerst der eines
Weibes: die großen herabhängenden Brüste, die Haarlosigkeit des
Stammes und der Extremitäten und die typische Behaarung der Regio
pubis. Als Mädchen aufgezogen wurde sie verheiratet, suchte aber
bald den Chirurgen auf, um ihr abnormes äußeres Genitale umwandeln

zu lassen. Die Untersuchung ergab einen 6 cm langen Penis (ausge-
zogen 9 cm), ein Präputium im Umfange von 7 cm. An Stelle des
Skrotums sind zwei herabhängende Hautfalten vorhanden, in denen
zwei gut entwickelte Hoden lagen, deren histologische Untersuchung
nach der Entfernung aber leider unter-
lassen wurde. Diese beiden Skrotalhälften
entsprechen den Geschlechtswülsten des
Hertwigschen Schemas (S. 96); beim
Hochheben des Penis sah man, daß er
nach unten nicht abgeschlossen, sondern
gespalten war (entsprechend der Rinne an

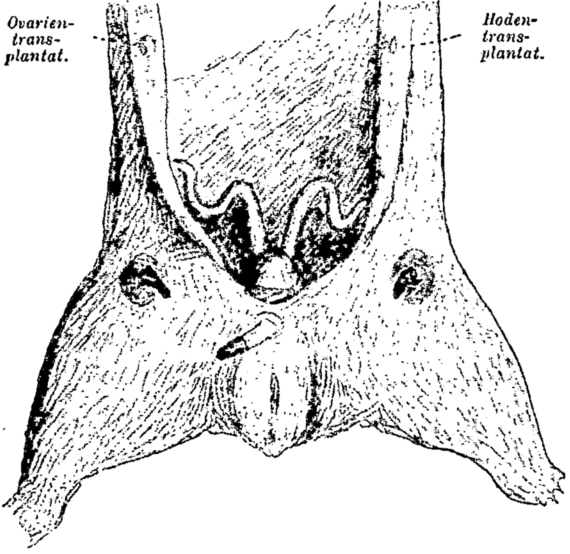

a   Abb. 37.   b

a) Hermaphrodit nach v. Reitzenstein aus der Sammlung M. Hirschfeld.

b) Transplantation von Hoden und Ovarien auf ein 3 Wochen altes kastriertes
Meerschweinchenmännchen; Aufnahme 3 Monate später: Penis und Samenblasen entwickelt; pralle Mammae mit breitem, pigmentiertem Warzenhof
und Milchsekretion. — Nach Sand.

der unteren Fläche des Geschlechtshöckers); zu beiden Seiten hängen
rudimentäre Hautfalten herab (die nicht zum Pars cavernosum urethrae
umgewandelten Geschlechtsfalten). — Der Penis erinnert mit seinen
gespaltenen Schwellkörpern sehr an die umgewandelte Klitoris des maskulierten Meerschweinchenweibchen.

Dieser Fall Reitzensteins wäre nach der üblichen Nomenklatur
als hermaphroditismus spurius zu bezeichnen (hermaphroditismus verus:
Fälle von gleichzeitigem Vorhandensein männlicher und weiblicher

Keimdrüsen; in neuerer Zeit wieder von Keussler u. a. beschrieben;
nach Stieve besser hermaphroditismus completus und incompletus).
Versucht man ihn durch Veränderungen der inneren Sekretion zu erklären, so könnte man sich die Anschauung Steinachs zu eigen
machen, daß hier ein Zusammenwirken männlicher und weiblicher
Keimdrüsenanteile stattgefunden hat. Man kann auf seine künstlichen Hermaphroditen verweisen, bei denen z. B. bei einem jugendlichen Meerschweinchenzwitter beim Überwiegen des weiblichen Im-
plantats das Wachstum des Penis aufhört, während die Zitzen und
die Brustdrüsen sich wie bei einem reifen Weibchen entwickeln. Über-
trägt man nach der Atrophie des zuerst eingepflanzten Hodens einen
frischen, so macht sich dessen Inkretion bald dadurch bemerkbar, daß
auch jetzt der Penis nachträglich wie bei einem normalen Männchen
ausgebildet wird. Diese Entwicklung der Kopulationsorgane ist im
vierten Lebensmonate vollendet, während jetzt erst das stärkere Wachstum des männlichen Skeletts beginnt. Atrophiert nun zu dieser Zeit
wieder das Hodenimplantat und gewinnt die weibliche interstitielle
Drüse das Übergewicht, so wird die Skelettentwicklung gehemmt werden
und nach einiger Zeit ein Zwitter entstehen von weiblichem Körper-
bau, mit weiblicher Brustdrüse, aber männlichem Glied und Anhangsdrüsen. — Man kann aber auch diese einseitige Erklärung des Hermaphroditismus als Folge veränderter Keimdrüseninkretion ablehnen und
braucht doch nicht gleich in das andere Extrem zu verfallen und
jeden Einfluß der inneren Sekretion auf die Entwicklung der Geschlechtsmerkmale leugnen und zur Erklärung dieser Abweichungen
eine durch die Befruchtung festgelegte „Entwicklungstendenz“ der
einzelnen Organe des Körpers anzunehmen. Mir scheint es, als ob
man sich zu einseitig auf die Keimdrüsen festgelegt hätte; ein von
mir selbst beobachteter Fall von pseudohermaphroditismus masculinus
(Clitorishypertrophie) bei einem neugeborenen Kinde mit gut ent-
wickeltem Uterus und Ovarien, einem übermäßig großen Epoophoron
(Wolffscher Körper) und Hypertrophie beider Nebennieren (Gewicht
jeder einzelnen 12 g) verweist wieder auf jene zahlreichen Fälle von
Entwicklung männlicher Geschlechtscharaktere (Haarwuchs, Clitorishypertrophie) bei weiblichen Individuen, die durch einen Tumor der
Nebennierenrinde verursacht wurden (Literatur gesammelt von Knud
Krabbe) und mahnt eindringlich alle Möglichkeiten in den Verände-
rungen des inkrotorischen Systems zu berücksichtigen. Von diesem
Gesichtspunkte aus könnte man sehr wohl den Reitzensteinschen
Fall mit kryptorchen Hoden als Entwicklungshemmung bedingt durch
den fehlenden Einfluß der Hodeninkrete erklären und zur Deutung
des fehlenden Haarwuchses und der starken Fettentwicklung eine
Unterfunktion der Nebennieren mit einer Veränderung der Hypo-
physenfunktion annehmen. Von nebensächlicher Bedeutung für unsere
Auffassung von dem Einfluß der inneren Sekretion auf die Ausbildung
der morphologischen Geschlechtsunterschiede ist es, ob wir uns die
Auffassung Halbans zu eigen machen, daß die Ausbildung des Geni-

tale unabhängig von den Keimdrüsen sei, und daß schon ab ovo
männliche, weibliche oder hermaphroditische Anlage vorausbestimmt
sei, und daß die Keimdrüseninkrete nur dazu dienen sollen, die Anlagen durch „protektive Reize" zur Entwicklung zu bringen; oder die
Tandler-Groszsche, daß die unspezifischen Somazellen erst unter
dem Einfluß der Keimdrüseninkrete Form und Gestalt bilden. In

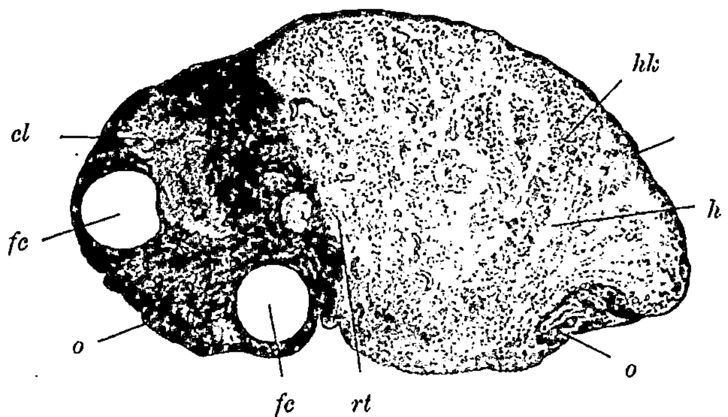

Abb. 38. Menschliche Zwitterdrüse nach Salén. — Vergrößerung etwa 1:4.
o = Ovarialteil; h = Hodenteil; fc = Follikel; cl = corpus luteum; hk = Samenkanälchen.

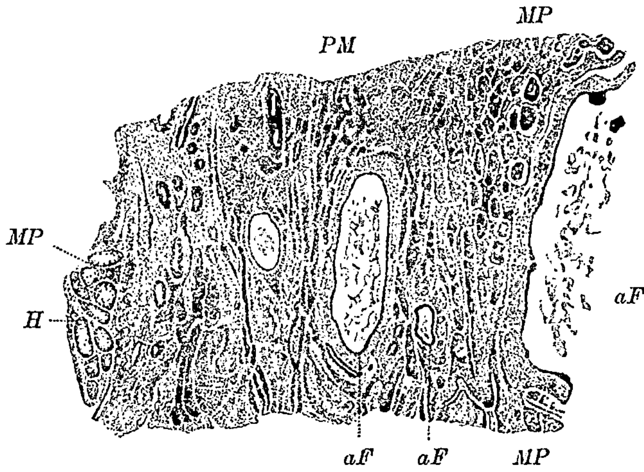

Abb. 39. Schnitt durch den Ovotestis einer homosexuellen Ziege; nach
Steinach. H = Hodengewebe von der Beschaffenheit eines kryptorchen
Hodens; MP = männliche Pubertätsdrüse; aF = atresierende und bereits
völlig atretische Follikel.

jedem Falle nehmen wir einen entscheidenden Einfluß der Keimdrüseninkrete an; darüber hinaus aber dürfen wir nicht vergessen,
daß auch den anderen Drüsen mit innerer Sekretion ein gewichtiger
Einfluß auf die Ausbildung der Geschlechtsform zukommt, vor allem

der Schilddrüse, den Nebennieren und der Hypophyse, die durch Veränderung ihrer Funktion bei Verschiebung des endokrinen Gleichgewichts an irgend einer Stelle, sei es nun durch Unterentwicklung der Keimdrüsen oder Überfunktion einer anderen, Körperformen schaffen können, die Mischungen zwischen den rein männlichen und weiblichen Teilen darstellen — selbst bei einer eindeutig ausgebildeten Keimdrüse. Auch beim Menschen kann in einem anatomisch anscheinend einheitlichen Hoden Follikelbildung und damit auch das weibliche corpus luteum vorkommen, wie es Pick und Polano an ihren histologischen Präparaten zeigen konnten; als weiteres Beispiel hierfür sei die Abbildung eines von E. Salen beschriebenen Falles eingeschaltet, der noch die Zwitterdrüse einer homosexuellen Ziege nach Steinach, auf die wir später zurückkommen, beigefügt werde. Ähnliche Bilder sind auch von Prange und Krediet an solchen Ziegen beschrieben worden.

Das erste Präparat stammt von einem als Mädchen aufgezogenen 43jährigen Zwitter, dessen Klitoris zu einem 5 cm langen penisartigen Organ umgewandelt war, mit großen Schamlippen, einer 8 cm langen Vagina und zwei etwa haselnußgroßen, eiförmigen Zwitterdrüsen. In der rechten Bildhälfte sieht man die atrophischen Samenkanälchen ohne Spermatozoen mit reichlich entwickelten, in strangartigen Nestern zusammenliegenden Zwischenzellen; in der linken Hälfte zwei leere und einen atretischen Follikel. — In dem Ziegenpräparat ist die Teilung in zwei Hälften nicht durchgeführt, sondern männliche und weibliche Drüse sind vermischt; die erstere wie beim kryptorchen Hoden mit verkümmerten Samenkanälchen und gewucherten Leydigschen Zellen, die zweite wieder mit reifen und atretischen Follikeln.

An dieser Stelle möge auch noch einmal auf den Antagonismus von Nebennieren und Ovarien hingewiesen werden, der sich darin zeigt, daß bei einem Tumor der Nebennierenrinde mit Hypertrophie der Uterus atrophiert und die Menses aufhören, während die Behaarung männliche Formen annimmt, also dieselben Erscheinungen wie bei maskulierten älteren Meerschweinchen. Bei jungen Mädchen dagegen wird bei Erkrankungen desselben Organs die Entwicklung des Genitale beschleunigt, so daß hier also der Einfluß der Ovarien überwiegt, während umgekehrt bei alten Frauen mit Atrophie der Ovarien die Nebennieren die Oberhand gewinnen und die Behaarung anregen können.

Ein Rückblick auf die in diesem Abschnitte zusammengefaßten Ergebnisse zeigt uns, daß Schilddrüse und Keimdrüsen den größten Einfluß auf Wachstum und Formbildung haben. — Die erstere ist gleichsam der Transformator, der die Einflüsse der Umwelt auf sich wirken läßt, um dann wieder, je nach der Temperatur, die übrigen Blutdrüsen und den Stoffwechsel der Körperzellen hemmend oder fördernd zu beeinflussen. — Die Keimdrüsen bilden die Form der beiden Geschlechter aus; eine ursprüngliche gemeinschaftliche Ausgangsform modeln sie durch Wachstumsanregung oder Hemmung der einzelnen Anlagen in den männlichen oder weiblichen Körper um. — Mit dieser

Auffassung über die Entstehung der Geschlechtsmerkmale kommen wir in Widerspruch zu den besonders von Halban vertretenen Theorien, daß die Ausbildung des Genitale unabhängig von den Keimdrüsen sei, und daß schon ab ovo männliche, weibliche oder hermaphroditische Anlage vorausbestimmt sei; die Keimdrüseninkrete sollten nur dazu dienen, die Anlagen durch „protektive Reize" zur Entwicklung zu bringen. — Die willkürliche Geschlechtsumwandlung durch Transplantation fremder Gonaden auf Kastraten, die künstliche Zwitterbildung mit wechselnden Anteilen männlicher und weiblicher Charaktere je nach dem Mischungsverhältnis der Inkrete und schließlich das Auffinden natürlicher Ovotestes bei Hermaphroditen beweisen aber auf das Eindringlichste, daß die Geschlechtsform nichts Festes, durch die Befruchtung Bestimmtes ist, sondern daß sie abhängt von der Funktion der Keimdrüsen, so daß wir wieder zu der jetzt eigentlich selbstverständlichen These kommen: „Keine Geschlechtsform ohne Keimdrüsen". — Eine zweite Frage ist die, ob beide Keimdrüsenanlagen schon im Ei vorhanden sind, so daß durch die Befruchtung die eine unterdrückt wird, die andere zur Ausbildung gelangt, oder ob die indifferente Eizelle erst durch den paaren oder unpaaren Chromosomenträger zur Bildung eines spezifischen Keimepithels angeregt wird. Die vielen Beispiele von allen Arten von Hermaphroditismus bei Menschen und Tieren, der Nachweis von Ovarien und Testes in einem Körper getrennt oder in einem anatomisch einheitlichen Organ als Ovotestes vorhanden, sprechen für die erste Annahme und würden durch eine abgeschwächte geschlechtsbestimmende Wirkung des befruchtenden Spermatozoon zu erklären sein.

VIII. Die Fortpflanzung.

Bei der Besprechung des histologischen Bildes der Ovarien (S. 23) hatten wir als innersekretorische weibliche Drüse die Gesamtheit der atresierenden Follikel und der in Corpora lutea umgewandelten Graafschen Follikel bezeichnet und als Bildungsstätte der Hormone deren verschiedene Zellarten angenommen: Theka- und Granulosaluteinzellen. Wir hatten bis jetzt nie einen Unterschied zwischen den verschiedenen Stadien der Follikelrückbildung gemacht, sondern ganz allgemein immer nur von der weiblichen interstitiellen oder „Pubertätsdrüse" gesprochen. — Die verschiedenen Aufgaben, welche die Inkrete der weiblichen Keimdrüse zu erfüllen haben, legten aber nun den Gedanken nahe, daß hierbei verschiedene Hormone wirksam seien, die wieder von verschiedenen Zellarten gebildet würden. Neben der Formbildung werden durch die Ovarien auch die Menses geregelt und die Ausbildung der Plazenta im Beginn der Schwangerschaft eingeleitet; der Beweis hierfür wird durch die experimentelle Entfernung erbracht, die das Aufhören der monatlichen Blutungen zur Folge hatte und in den ersten 6 Tagen nach der Befruchtung ausgeführt die Nidation, die Ansiedlung des Eies in der Uterusschleimhaut verhinderte. — Einer theoretischen Anregung Borns folgend hat Fraenkel durch seine Versuche den Beweis zu erbringen versucht, daß diese Funktionen der Ovarien dem Corpus luteum zugeschrieben werden müssen. Er konnte zeigen, daß nicht nur die doppelseitige Kastration, sondern auch das Ausbrennen der Corpora lutea die Ausbildung des Embryos verhinderte. Nach ihm bewies Loeb, daß auch das Einführen von Fremdkörpern in den Uterus deziduaähnliche Neubildungen der Schleimhaut auslöst, aber nur dann, wenn ein ausgebildetes Corpus luteum im Ovar vorhanden ist. — Die alle 4 Wochen einsetzenden Blutungen der Uterusschleimhaut sollten beim Menschen ebenfalls durch das nach dem Follikelsprung sich bildende Corpus luteum menstruationis eingeleitet und ausgelöst werden, so daß von der Pubertät bis zum Aufhören der Menses der Uterus regelmäßige, periodische Reize erhielte, welche von den Inkreten des gelben Körpers ausgelöst würden. — Eine wertvolle Unterstützung erhielten diese Theorien durch die Untersuchungen Bouin und Ancels. Ließen sie ein jungfräuliches Kaninchen durch einen Bock bespringen, dessen Samenausführungsgänge unterbunden waren, so daß keine Befruchtung eintreten konnte, dann bildeten sich trotzdem im Uterus und. in den Brustdrüsen dieselben Veränderungen aus wie bei einem schwangeren Tiere mit gleichzeitiger Bildung von zahlreichen Corpora lutea. Die Kaninchen gehören zu jenen Tieren, bei denen ein Corpus luteum nur während der Gravidität oder bei dieser Art des Koitus entsteht. — Diese Veränderungen konnten auch willkürlich hervorgerufen werden durch Anstechen reifer Graafscher Follikel, worauf weitere Follikel auch an dem nicht operierten Ovar von selbst platzten und sich Corpora lutea bildeten, die wieder die typische Hyperämie des Uterus mit Hypertrophie der Mukosa und gleichzeitiger Vergrößerung der Brustdrüsen hervorriefen. Ausbrennen sämtlicher gelber Körper oder Ausschneiden der sichtbaren Follikel hemmten diese Schwangerschaftserscheinungen ebenso wie in den Fraenkelschen Versuchen. Für die Anregung der Menstruation soll auch der von verschiedenen Forschern bestätigte Zusammenhang zwischen dem Höhepunkt der Ausbildung des Corpus luteum (10 Tage nach dem Follikelsprung) und dem Beginn der Schleimhautblutung sprechen. — Wie sehr diese Fragen nach der spezifischen Wirkung des gelben Körpers noch der Klärung bedürfen, zeigen die gerade entgegengesetzten Anschauungen anderer Autoren, die annehmen, daß dem Corpus luteum hemmende Einwirkungen auf die Entwicklung der periodischen Schleimhautblutungen zukomme, da auch nach der Exstirpation des Eierstocks, welcher das Corpus luteum enthält, bei Frauen nach 2—4 Tagen Menstruation eintrat, ohne Rücksicht darauf, ob normalerweise dieser Termin schon hätte eintreten müssen (Halban und Köhler), und da es sich bei Tieren erst nach der Brunstperiode bildet (Ochoterena und Ramirez). Dieser Hypothese würde auch die den Tierzüchtern schon lange bekannte Tatsache entsprechen, daß bei Kühen die ausbleibende Brunst durch Zerdrücken des in eine Zyste umgewandelten Corpus luteum vom Rektum aus wieder hervorgerufen werden kann. — Gegen die Fraenkelsche Theorie sprechen ferner die Transplantationsversuche, da nach der Übertragung von Ovarien auf kastrierte Meerschweinchenweibchen die Uterusentwicklung und Milchdrüsenvergrößerung ebenso einsetzt wie bei den brünstigen Tieren, obgleich im histologischen Bilde nie Corpora lutea, sondern immer nur frische oder atresierende Follikel gefunden werden. — Experimentell hat man diese Frage noch durch Injektion von Extrakten aus menschlichen Ovarien oder isolierten Corpora lutea zu lösen versucht, aber auch hier widersprechen sich die einzelnen Arbeiten noch in ihren Ergebnissen, da anscheinend die Art der Extraktbereitung nicht ohne Einfluß auf die Wirkung ist; es konnten sogar zwei Präparate von entgegengesetzter Wirkung aus einem Ovar isoliert werden: ein mit blutungshemmenden Eigenschaften (Luteolipoid nach Seitz, Wintz und Fingerhut) und ein die Blutung begünstigendes, Hyperämie erzeugendes (Lipamin). — Verschiedene Erfolge erzielte man auch, als man zuerst versuchte, durch Röntgenbestrahlung die Follikelbildung auszuschalten; erst nachdem Steinach und Holzknecht gezeigt hatten, daß eine genaue Dosierung nötig ist und längere Zeit nach der Bestrahlung vergeht, ehe die Wirkung im histologischen Bilde sichtbar ist, gelang es den Nachweis zu erbringen, daß auch nach Follikelatresie und stärkerer Ausbildung des interstitiellen Anteils das implantierte Ovar dieselben Uterus- und Brustdrüsenveränderungen hervorzurufen vermag wie das normale Ovar. — Wenn man alle diese sich widersprechenden Ergebnisse unter einem gemeinsamen Gesichtspunkte zusammenfassen will zur Erklärung des Zusammenhanges zwischen weiblicher Keimdrüse, Uterushypertrophie und Plazentabildung, dann kann man sehr wohl den vermittelnden Standpunkt Lipschütz' annehmen, .daß Corpus luteum menstruationis, graviditatis und atresierende Follikel beim Menschen verschiedene Zustandsbilder ein und derselben inkretorischen Drüse bilden, die alle drei durch Vermischung der sich vermehrenden Theka- und Granulosazellen entstanden sind und sich nur dadurch in ihrer zeitlichen Reihenfolge unterscheiden, daß nach Platzen des Graafschen Follikels zunächst das Corpus luteum menstruationis entsteht, das nach erfolgreicher Befruchtung noch mehrere Monate unter Vergrößerung durch Zellvermehrung bestehen bleibt, um dann in der zweiten Hälfte der Schwangerschaft durch die verstärkte Masse atretischer Follikel abgelöst zu werden. — Diese gleiche histologische Zusammensetzung würde auch gleiche inkretorische Funktion bedingen, so daß das Ausbleiben der Menstruation nach Zerstörung der Corpora lutea und Auftreten der ihr entsprechenden Brunsterscheinungen bei Tieren nach Ovarientransplantation mit vermehrter Follikelatresie jetzt beide gut miteinander in Einklang zu bringen wären.

Außer den von den Ovarien ausgehenden anregenden Wirkungen auf die Milchsekretion glaubten Bouin und Ancel auch der Plazenta in der zweiten Hälfte der Schwangerschaft inkretorische Einflüsse auf die Vergrößerung der Brustdrüsen zusprechen zu müssen. Sie fanden bei einer künstlich nach Anschneiden der Uteruswand erzeugten Plazenta und gleichzeitiger Bildung von Corpora lutea nach einem sterilen Koitus in der Wand des Uterus nach 20 Tagen eine drüsenähnliche Zellanhäufung, die sie an derselben Stelle schon bei schwangeren Kaninchen in der zweiten Hälfte der Trächtigkeit beschrieben hatten. Gleichzeitig mit der Bildung dieser Drüse trat die Milchsekretion ein. Sie nahmen deshalb an, daß die Mammabildung bis zur Geburt in zwei Stadien erfolge: 1. Vermehrung des Drüsengewebes unter dem Einfluß des gelben Körpers, 2. der vermehrten Inkretion als Hormonwirkung der „Glande myométriale endocrine". — Durch Transplantationsversuche an Weibchen kann diese Theorie schwer nachgeprüft werden, da ja auch hier schwangerschaftsähnliche Veränderungen der Uterusschleimhaut eintreten, ehe die Milchsekretion erfolgt. Die Feminierungsversuche Steinachs sprechen aber gegen die Annahme einer besonderen, die Milchsekretion fördernden Uterusdrüse, da die Milchabsonderung bei den umgewandelten Männchen bisweilen so stark war, daß sie Junge säugen konnten. — Direkte Beweise für einen Zusammenhang zwischen Plazenta und Milchdrüse, die man durch die galaktogenen Wirkungen ihrer Extrakte nach Injektionen erbringen wollte, sind nicht stichhaltig, da auch verschiedene andere Organextrakte dieselben Wirkungen hervorbringen (Biedl).

Wir haben schon wiederholt darauf hingewiesen, daß während der Schwangerschaft und der Menstruation, also bei erhöhter inkretorischer Funktion der Ovarien (nicht, wie Engelhorn annimmt, bei ihrer Hemmung durch Corpora-lutea-Bildung, da ja im Eierstock der Schwangeren Follikelatresie eintritt und damit die Ausbildung der inkretorischen Drüse zunimmt) die Schilddrüse deutlich vergrößert ist, histologisch sind stärkere Füllung der Follikel und Höherwerden des Follikelepithels erkennbar. Mit dieser gesteigerten Funktion ist auch erhöhter Stoffwechsel verbunden, eine Anregung sämtlicher Körperzellen, so daß den doppelten Ansprüchen von Mutter und Kind genügt werden kann. Die Vergrößerung ·der Nebenniere paßt ebenfalls in das Bild dieser allgemeinen Leistungssteigerung hinein; wir haben schon an einer anderen Stelle hierauf den verstärkten Haarwuchs und die Pigmentanhäufung in der Haut der Schwangeren zurückgeführt. An dieser Stelle mögen auch die Versuche Haberlandts erwähnt werden, der nach Transplantationen von Ovarien gravider Kaninchen auf andere Weibchen bis zu drei Monaten dauernde Sterilität erzielte.

Die Regelung des Schwangerschaftsablaufs erstreckt sich aber nicht nur auf die Einnistung des Eies und auf die Sicherstellung der Ernährung des Fötus durch Plazentabildung und Steigerung des Stoffwechsels, sondern auch die Geburt selbst wird durch die Inkretion einer Blutdrüse, der Hypophyse, beeinflußt. Unter Vergrößerung bis auf das Zweiundeinhalbfache der ursprünglichen Größe ist im Vorderlappen gegen Ende der Schwangerschaft eine starke Vermehrung und Strukturveränderung der schwer färbbaren Hauptzellen nachweisbar, so daß man sie jetzt als Schwangerschaftszellen bezeichnet. Extrakte

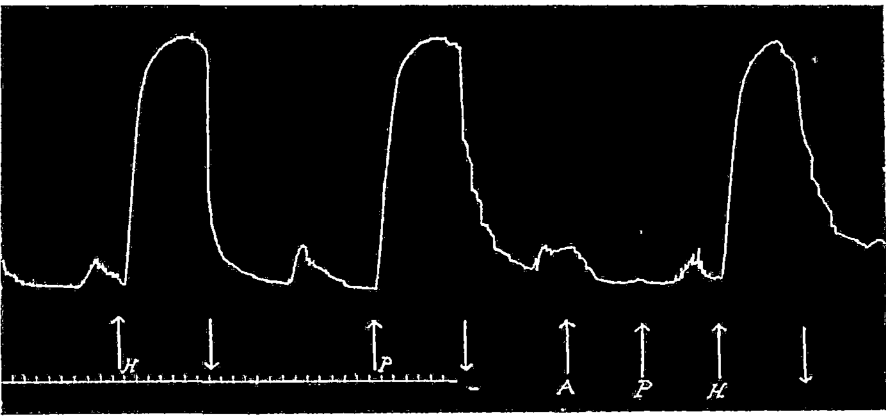

Abb. 40. Stück einer Meerschweinchengebärmutter in Ringerlösung (100 ccm).
Bei *H* ¹/₁₀ mg Hypophysin; bei *P* ¹/₁₀ mg Pilocarpinchlorhydrat. — Bei
A ¹/₁₀₀ mg Atropinsulfat. — Zeit = Minuten. — Nach Fühner.

aus diesem Drüsenteil, aber auch aus dem Mittel- und Hinterlappen,
haben einen spezifischen Einfluß auf die Kontraktionen des überlebenden jungfräulichen Uterus. — Wenn man ein solches Organ eines
jungen Meerschweinchens in lebendwarmer Ringerlösung aufhängt, so
treten regelmäßige schwache Kontraktionen ein; nach Zusatz von
Hypophysenextrakten oder daraus gewonnenen bestimmten Präparaten
(Hypophysin, Pituitrin usw.) sieht man aber plötzlich eine starke Zusammenziehung, die mehrere Minuten anhält und bei geringen Mengen
(Abb. 40: ¹/₁₀ mg Hypophysin) nach einiger Zeit (7 Minuten) wieder
in rhythmische Kontraktionen übergeht. Mit steigenden Mengen
wirksamer Substanz nimmt auch die Spannung der glatten Muskulatur
und die Wirkungszeit zu. — Derselben Beeinflussung unterliegt der
menschliche Uterus, wobei das Optimum der Hypophysenpräparate in
die Austreibungsperiode fällt, so daß sie jetzt ein wertvolles Hilfsmittel
zur Anregung schwacher Wehen geworden sind. — Bei anderen Tierarten, z. B. Kaninchen, tritt die entgegengesetzte Wirkung am überlebenden Uterus ein, Erschlaffung der Muskulatur, die bei großen
Dosen in ein völliges Aufhören der spontanen Kontraktionen übergeht. — Ein Kurvenbild möge die Wirkung am jungfräulichen Meer-
schweinchenuterus erläutern.

Durch Vermittelung des plazentaren Kreislaufes können auch die
Inkrete der Mutter auf den Fötus übergehen, falls sie die trennende
Zellschicht zwischen mütterlichem und embryonalem Blut zu passieren
vermögen. Aus der Zusammensetzung und der optischen Drehung
des Serums im polarisierten Licht ergibt sich, daß der Embryo schon
seinen eigenen Stoffwechsel hat und von der Mutter nur die ein-
facheren Bausteine der Nahrungsstoffe übernimmt. Auch seine Blutdrüsen zeigen schon früh eine eigene Funktion, da in der Schilddrüse

Jod schon während der letzten Monate auftritt und Adrenalin in der
Nebenniere mit gleichzeitiger Vergrößerung der Zona glomerulosa schon
in der 8. Woche nachgewiesen werden kann. — Nach der Entfernung
der Epithelkörperchen trächtiger Ratten sollen die Jungen erhöhte
nervöse Erregbarkeit nach der Geburt zeigen, selbst überempfindlicher
gegen deren operative Ausschaltung sein als normale Junge und darauf mit
einer heftigen, nach wenigen Stunden zum Tode führenden Tetanie reagieren. Auch von neugeborenen Kindern tetaniekranker Mütter wird
Ähnliches berichtet. — Auf die Wirkung der mütterlichen Ovarieninkrete
(oder nach Halb an der Plazenta, speziell des Chorionepithels) wird auch
die menstruationsähnliche Veränderung des Uterus neugeborener weiblicher Kinder zurückgeführt und die Vergrößerung der Brustdrüsen von
Knaben und Mädchen, die bisweilen kolostrumähnliche Milch (Hexen-
milch) sezernieren können. — Schilddrüsenerkrankungen der Mutter
können ebenfalls auf die Kinder übertragen werden; so wurden bei den
Jungen von Hündinnen, die eine Hypertrophie der Schilddrüse zeigten,
gleichfalls Vergrößerungen dieser Drüse nach der Geburt festgestellt;
mit zunehmendem Wachstum bildete sich dann diese Vergrößerung
zurück, und im histologischen Bilde konnte später keine Abweichung vom
normalen Bilde mehr nachgewiesen werden (Carlson); vielleicht sind
auch manche fötale Mißbildungen durch Übertragung der Inkrete auf
dem plazentaren Wege zu erklären (Abderhalden).

IX. Der Geschlechtstrieb.

1. Keimdrüsen und exogene Einflüsse.

Keine anderen Beispiele charakterisieren die Veränderungen, welche
die Lehre von dem Consensus partium in den letzten Jahren durch-
gemacht hat, besser als die ältere Auffassung Pflügers über den Zusammenhang zwischen dem Gehirn und der Schwangerschaft, die Ausschaltung des Zentralorgans durch Goltz und schließlich die experimentellen Untersuchungen Fraenkels über die Bedeutung des Corpus
luteum. — Die Physiologen in dem letzten Drittel des vorigen Jahrhunderts lehrten, daß die Menstruation, die Nidation und die Plazentabildung dadurch zustande kämen, daß von Gehirnzentren aus über
periphere Leitungsbahnen dem Ovar und dem Uterus bestimmte Reize,
Ernährungsimpulse, zugeführt würden, welche den Stoffwechsel dieser
Organe veränderten. Aber schon 1874 konnten Goltz und Freus-
berg zeigen, daß nach Durchschneidung des Rückenmarks an der vorderen Grenze des Lendenmarks Brunst und Befruchtung eintraten und
ein lebendes und zwei tote Junge geboren wurden, und 1901 schließlich bewies Fraenkel, daß schon nach der operativen Entfernung der
Ovarien keine Einbettung des Eies mehr erfolgte. Hiermit war also
der Beweis erbracht, daß die innere Sekretion der weiblichen Keimdrüse der eigentliche Regler dieser physiologischen Funktionen ist, und
daß Gehirn und Inkretion hierbei völlig unabhängig voneinander sind. —

Die Forschung ging bald noch einen Schritt weiter und verwandelte die alte Pflügersche Theorie in ihr Gegenteil, indem sie bewies, daß die Keimdrüsen den nervösen Zentren bestimmte Reizstoffe auf dem Blutwege zuführen können, welche die Ursachen der tierischen Brunsterscheinungen und des menschlichen Geschlechtstriebes sind. — Schon die ältesten Berichte über Kastrationen an Haustieren und am Menschen erwähnen übereinstimmend, daß nach der Entfernung der Keimdrüsen der Geschlechtstrieb bei Frühkastraten überhaupt nicht oder in den Jahren der sonst eintretenden Pubertät nur sehr abgeschwächt eintritt, bei Spätkastraten zwar noch einige Zeit erhalten bleiben kann, aber nach 1 oder 2 Jahren auch in 80 % der Fälle ebenfalls erlischt; auch bei Frauen ist mit dem Aufhören der Menses nach der Kastration der Geschlechtstrieb verschwunden. — Denselben asexuellen Zustand finden wir auch bei Eunuchoiden wieder mit angeborener Atrophie der Keimdrüsen; meist betonen diese dem Arzt gegenüber, daß sie nie geschlechtliche Neigungen empfunden hätten.

Am besten sind die Zusammenhänge zwischen innerer Sekretion und Brunst experimentell am Frosche durch Nußbaum, Steinach, Langhans und Harms erforscht worden. Wenn man geschlechtsreife männliche Frösche kastriert, so tritt in der nächsten Brunstperiode kein Anschwellen der Daumenschwielen und kein Umklammerungsreflex beim Zusammenbringen mit Weibchen ein; auch durch Reizung der Haut am Sternum oder Druck auf die Daumenschwielen kann man jetzt diesen Reflex im Gegensatz zum normalen Tiere nicht mehr auslösen. Steinach führte dies darauf zurück, daß von bestimmten Gehirnzentren, die in dem distalen Teile der Corpora bigemina und dem Kleinhirn liegen, dieser Reflexmechanismus während der Zeit nach der Brunst gehemmt werden solle; durch die Inkrete des Hodens wird dieser „Hemmungstonus" herabgesetzt, so daß die Umklammerung erfolgen kann. Beweisend für diese Auffassung war die am Tage nach Injektionen von Hoden- und Ovarialsubstanz in den dorsalen Lymphsack bei Kastraten eintretende

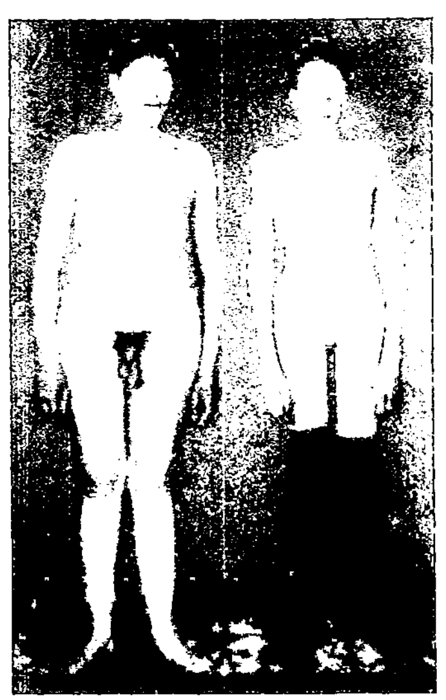

Abb. 41.
Zwei Fälle von Eunuchoidismus verbunden mit Asexualität.
1. Männlicher Eunuchoid, 34 Jahre. Testesatrophie. Standlänge 176 cm; Oberlänge 83 cm, Unterlänge 93 cm. Schulterbreite 41,5 cm, Hüftbreite 36 cm.
2. Weiblicher Eunuchoid, 23 Jahre. Atrophie des äußeren Genitale; Vagina blind endend; Uterus und Ovarien nicht palpabel. Keine Menstruation. — Standlänge 175 cm; Oberlänge 79 cm, Unterlänge 96 cm. Schulterbreite 41.5 cm, Hüftbreite 34 cm.

leichte Auslösbarkeit des Reflexes, die aber schon nach 7 Tagen wieder erloschen war. — Bemerkenswert ist, daß geringe Neigung zu Umklammerung und Brunst auch bei Fröschen, die mehrere Monate vorher kastriert waren, zur rechten Zeit eintraten. Eine Erklärung für diese Erscheinung ist schwer zu geben; mit Semon könnte man an vererbte oder erworbene „Engramme" denken, an eine Veränderung der organischen Substanz unter dem Einfluß einer früheren Brunstperiode, die später, wenn dieselben äußeren Bedingungen gegeben sind (Temperatur, Luftfeuchtigkeit usw.) wieder dieselbe Wirkung eintreten läßt. Die Aufgabe der Inkrete würde dann sein, diesen nur schwach angedeuteten „mnemischen Erregungszustand" zu steigern; auch die schon erwähnte schwache Libido menschlicher Spätkastraten würde dann hierin ihre Erklärung finden. Die erst mehrere Stunden nach der Injektion eintretende, dann aber tagelang anhaltende Reaktionsfähigkeit der Kastraten wird mit einer Aufspeicherung der Inkrete im Zentralnervensystem zu erklären versucht, die erst einen bestimmten Grad erreicht haben muß, ehe die „Erotisierung" wirksam wird. Mit dieser Hypothese stimmen die Erfolge nach der Injektion von Gehirn und Rückenmark brünstiger Tiere überein, während mit denselben Organen von Kastraten keine Brunsterscheinungen hervorgerufen werden konnten. Nach der gleichen, wenn auch abgeschwächten Wirkung von Ovarieninjektionen zu urteilen, scheint auch in der weiblichen Keimdrüse ein dem männlichen verwandtes, brunstauslösendes Inkret erzeugt zu werden. — Beim Menschen ist die Abhängigkeit des Geschlechtstriebes von den Keimdrüsen in neuerer Zeit wieder einwandfrei von Lichtenstern und Mühsam bewiesen worden. — Während des Krieges hatte der erstere wiederholt Gelegenheit, Verletzungen der Testes mit vollständigem Schwund bei Granatverwundungen zu beobachten; die vorher blühenden Männer zeigten nach kurzer Zeit die typischen Ausfallserscheinungen: Fettansatz, Ausfall der Haare, Höherwerden der Stimme und vor allem Schwinden des Geschlechtstriebes. Diesen Verstümmelten wurden nun Hoden normaler Männer, meist Leistenhoden, die also gut entwickeltes interstitielles Gewebe, aber keine Spermatogenese zeigten, auf den Musculus obliquus externus verpflanzt, der nach Freilegung der Faszie skarifiziert wurde. Nach kurzer Zeit veränderte sich der Kastratentypus wieder; der Fettansatz schwand, die Stimme wurde tiefer, und vor allem trat auch die normale Libido mit Kohabitationsmöglichkeit wieder ein. Dieselben Erfolge wurden auch bei Eunuchoiden erzielt; bis jetzt sind Dauerheilungen bis zu 5 Jahren beobachtet worden. — Ein Fall Mühsams handelt von dem Verlust des Triebes nach Hodentuberkulose; nach Transplantation eines gesunden Hodens gingen die Ausfallserscheinungen nach 6 Monaten wieder zurück, und auch bei der Nachuntersuchung nach 2 Jahren war die normale Libido noch vorhanden. Lydston berichtet über ähnliche 34—36 Jahre alte Fälle von Wiedererwachen der Libido bei Kastraten und Eunuchoidismus verbunden mit Hypopituitarismus nach Transplantation von Hoden 16- und 18jähriger junger Männer. — In eigenen Versuchen konnte ich

bei einem Kastraten nach Injektionen von frischen Testesextrakten
ein Wiedererwachen der Libido mit gesteigerten Erektionen feststellen,
bei anderen parallel gehend mit vermehrter muskulärer Leistungsfähigkeit eine Besserung der beruflichen Leistungen.

Ein physiologischer Schwund des menschlichen Geschlechtstriebes
tritt beim Manne zwischen dem 50.—60. Lebensjahre ein zusammen
mit den bekannten Alterserscheinungen der Haut, des Skeletts und
der Drüsenfunktionen: leichte Ermüdbarkeit, Nachlassen der geistigen
Fähigkeiten, Abnahme des Gedächtnisses usw. Die Atrophie der Thymus und der Schilddrüse hatten wir bereits ausführlich an anderer
Stelle besprochen; als Alterserscheinung, als Folge der Keimdrüsen-
atrophie haben wir auch den Schwund des Genitale mit seinen Anhangsdrüsen aufzufassen; bei der Frau ist die Menopause, das Aufhören der monatlichen Blutungen durch Aufhören der Follikelreifung
mit fibrinöser Entartung der noch vorhandenen bedingt. Den hiermit
verbundenen Krankheitserscheinungen, Kopfschmerzen, leichter Ermüdbarkeit usw. entspricht beim Manne ebenfalls ein „Klimakterium virile"
(Mendel, Marcuse) zwischen dem 40. und 60. Lebensjahre, das je früher
eintritt, je intensiver vorher der Geschlechtsverkehr gewesen war, und das
dieselben Symptome wie das weibliche zeigt: Herzklopfen, Schlafmangel,
leichte psychische Depression usw.; im histologischen Bilde zeigen die
Zwischenzellen hierbei leichte Pigmentierung. — Was lag näher, als
die durch Atrophie der inkretorischen Drüse bedingten Ausfallserscheinungen durch Reimplantation frischer Drüsen von jungen Tieren wieder
rückgängig zu machen. Einen solchen Versuch bei einem etwa 4 Jahre
alten männlichen Meerschweinchen beschreibt Harms: Das in den
vorangehenden 2 Jahren muntere und libidinöse Tier zeigte Abschwächung des Geschlechtstriebes, Nachlassen der Muskelspannung,
matte Augen und Gleichgültigkeit gegenüber seiner Umgebung. Nach
der Überpflanzung eines Stückchens Hodens des 6 Wochen alten
Sohnes, das aseptisch anheilte, schwanden etwa 8 Tage später die
Alterserscheinungen; das Tier wurde wieder lebhafter, die Augen glänzen-
der, der Penis war wieder erigierbar und die Spermatogenese wieder
eingetreten. Beim Zusammenbringen mit einem Weibchen machte es
sofort Begattungsversuche und griff in denselben Käfig gesetzte Männchen heftig an, wobei es wieder das vor der Operation vermißte
charakteristische Zähneklappern und Meckern ertönen ließ. Die Libido
hielt 2 Monate lang voll an und war unter allmählicher Abschwächung
nach einem halben Jahre wieder verschwunden. — Die histologische
Untersuchung der Hoden während der ersten Periode nach der Transplantation ergab Regeneration von einzelnen Tubuli seminiferi mit
jüngeren Stadien der Spermatogenesebildung, während die ein halbes
Jahr später entnommenen Proben bindegewebige Entartung des gesamten Parenchyms zeigten. In späteren Versuchen erweckte er bei
einem 17jährigen Hunde durch dreimalige Hodentransplantation von
einem jungen Tiere wieder die erloschene Libido, die nach jeder
Operation gesteigert war, und konnte bei alten Hündinnen nach Ovarien-

transplantation wieder eine Brunst hervorrufen, die in einem Falle zur Schwangerschaft führte mit partieller Verjüngung, Auffrischung des vorher defekten Haarkleides. — Aus ähnlichen Gedankengängen heraus kam Steinach zu seiner „Verjüngung durch experimentelle Neubildung der alternden Pubertätsdrüse". Auf seinen oben besprochenen Versuchen über Feminierung und Maskulierung fußend, unterband er senilen Meerschweinchenmännchen die Vasa deferentia und versuchte dadurch nach völligem Schwund der Samenkanälchen eine Hypertrophie der Leydigschen Zellen zu erreichen. Die Erfolge seiner Versuche, die auch von Bouin und Ancel bei Kaninchen, von Massaglia an Hähnen gefunden wurden, bestätigten seine theoretischen Voraussetzungen; die so operierten Tiere, welche vorher stark abgemagert waren, bei struppigem Fell, matten Augen, Gleichgültigkeit gegen die Umgebung, Erlöschen der Libido, Atrophie der Hoden, der Prostata und der Samenblasen zeigten etwa 18 Tage nach der Unterbindung beginnenden Rückgang der Alterserscheinungen: Wiedererwachen der Potenz mit gesteigerter Angriffslust anderen Männchen gegenüber, Auffrischung des Haarkleides, lebhaften Blick; die Obduktion ergab Zunahme der Prostata und der Samenblasen bis zur Größe junger Tiere mit erneuter Sekretion. Bei der histologischen Untersuchung des unterbundenen Hodens fand man starke Vermehrung der vorher atrophischen Zwischenzellen mit Schwund der Samenkanälchen. Wurde nur ein vas deferens unterbunden, so trat in dem intakten Hoden wieder Spermatogenese ein mit gleichzeitiger Neubildung der Pubertätsdrüse. — Durch diese Erfolge bei Ratten ermutigt, führte Lichtenstern auf Steinachs Veranlassung dieselbe Operation bei senilen Männern aus und beschrieb auch bei ihnen in fast allen Fällen Wiedererwachen der geschwundenen Libido, die ‚auf der Höhe stürmischer Jugendzeit steht", und Zunahme der Muskelkraft. Die Beobachtungen erstrecken sich bis jetzt auf maximal drei Jahre; weitere Untersuchungen müssen Aufklärung darüber bringen, wie weit auch die anderen inkretorischen Drüsen an dieser Wiederauffrischung des senilen Körpers beteiligt sind und vor allem darüber, ob nach dieser künstlichen Anregung der gesamten Lebensfunktionen nicht ein desto schnellerer Verfall wieder einsetzt, wie die Gegner dieser „Verjüngungsoperation" behaupten. — Die histologischen Veränderungen nach der Unterbindung mögen die beiden umstehenden Bilder erläutern. Bei Frauen gelang es de Bruyne durch Transplantationen von Ovarienstücken (am wirksamsten aus der Rinde) die klimakterischen Ausfallerscheinungen nach Hysterektomie wieder rückgängig zu machen.

Für den Zusammenhang zwischen Geschlechtstrieb und innerer Sekretion lassen sich noch die verschiedensten Beispiele anführen. So fällt nach Tandler und Grosz bei den winterschlafenden Maulwürfen der Höhepunkt der Ausbildung des generativen Anteils des Hodens mit der Brunst zusammen, die nur einmal im Jahre auftritt (März bis Mai). Im Herbst atrophieren die Samenkanälchen wieder und dafür beginnen die Zwischenzellen zu wuchern, um die nächste Sper-

matogenese und eine neue Brunstperiode vorzubereiten (Saisondimor-
phismus). Ein ähnliches Beispiel zwischen Winterschlaf und Inkretion
haben wir bereits im Abschnitt „Stoffwechsel" für die Schilddrüse
kennengelernt und konnten dabei zeigen, daß die Regulierung hauptsächlich durch die Temperaturänderung erfolgt. — Eine Abhängigkeit
des Geschlechtstriebes von solchen exogenen Einflüssen haben jüngst
Steinach und Kammerer auch für den Menschen in einer umfassen-
den experimentellen und literarischen Studie nachgewiesen.

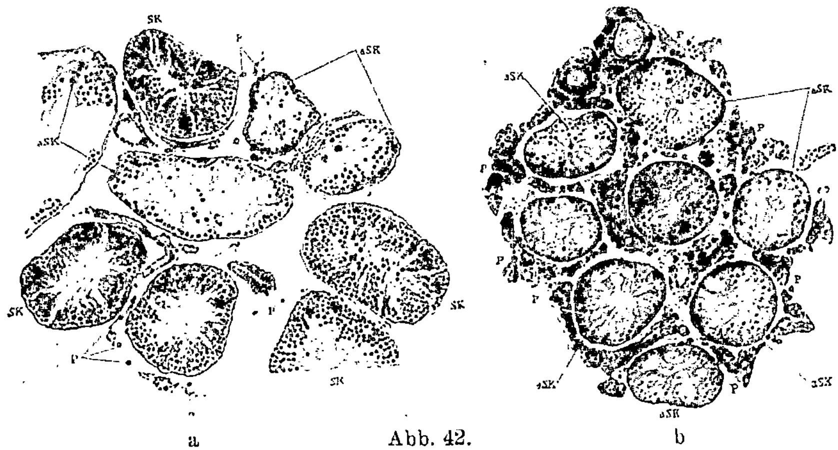

a   Abb. 42.   b

a) Schnitt durch den Hoden eines alten Rattenmännchens. *aSK* = atrophie-
rende Samenkanälchen; *SK* = Samenkanälchen mit beginnender Degeneration; *P* = vereinzelte Leydigsche Zellen.

b) Schnitt durch den Hoden des gleichalterigen operierten Bruders 5 Wochen
nach der Unterbindung. *aSK* = allgemeine Atrophie der Samenkanälchen,
die bis auf die wandständigen Sertolischen Zellen verödet sind; *P* = stark
gewucherte zellreiche Pubertätsdrüse, die sich in dicken Strängen in den
Interstitien verteilt.

Das eigentliche Erwachen des Geschlechtstriebes ist bei Knaben
und Mädchen zeitlich sehr schwer feststellbar; doch gibt bei den
letzteren die erste Menstruation einen ziemlich objektiven Anhalts-
punkt dafür, ebenso wie die gleichzeitig damit einsetzende Ausbildung
der körperlichen Geschlechtsmerkmale. Die Abhängigkeit der Perioden
vom Klima wird an den verschiedensten Beispielen über das Wachstum bei Naturvölkern tropischer Gegenden bewiesen. Während bei
den Europäern mittlerer Breiten Mann und Weib ausgesprochene
Längenunterschiede zeigen, sind diese Differenzen bei Negervölkern
warmer Klimate ausgeglichen; beide Geschlechter „bleiben auf einem
relativ infantilen Endzustande stehen". — Wir sahen schon früher,
daß der Wachstumsstillstand nach der Pubertät durch die Verkalkung
der Epiphysenfugen unter dem Einfluß der Keimdrüsen entsteht, deren
Inkrete so antagonistisch zur Hypophyse wirken. In tropischen Gegenden wird nun die Reife der Keimdrüsen außerordentlich beschleunigt,

so daß die stürmische Inkretion zu einem plötzlichen Wachstumsstillstande führt, der fast mit der Pubertät zusammenfällt. Diese schnelle Reife bedingt auch, daß die anderen körperlichen Geschlechtsunterschiede sich nicht so ausbilden können wie bei der langsameren Entwicklung gemäßigter Klimate. Mann und Weib der tropischen Völker zeigen darum auch in der Behaarung, in der Gesichtsbildung, in der Ausbildung des Beckens nicht solche Geschlechtsdifferenzen wie die Völker des Nordens. — Mit der verschieden schnellen Ausbildung der Ovarien hängt auch der in den verschiedenen Klimaten wechselnde Menstruationsbeginn zusammen. Eine Tabelle nach Steinach und Kammerer, in der die Breitengrade hinzugefügt wurden, möge dieses Abhängigkeitsverhältnis beweisen:

Tabelle XII.

Klima und Menstruationsbeginn.

Autor	Ort	Breiten-grad	Alter Mo-nate	Alter Mo-nate	Breiten-grad	Ort	Autor
Berg	Faröer	62	194	174	49	Paris	Bierre de Boismont
Frugel	Christiania	60	202	144	42	Rom	Zaccharias, nach Tilt
Kieter, Horwitz	St. Petersburg	60	177	114	36	Algier	Berthérand
Faye	Stockholm	59	199	132	34	Südtunis	Narbeshuber
Ráven und Levy	Kopenhagen	55	201	114	30	Ägypten	Rigler

Ein bestimmender Einfluß kommt hierbei auch der Rasse zu; der Beginn der Menstruation bleibt bei Stämmen, die in ein von demjenigen des Heimatortes nur wenig verschiedenes Klima übersiedeln, ziemlich konstant, dagegen erfolgt bei größeren Temperaturdifferenzen schnell Anpassung an die neue Umgebung. So werden als Beispiele hierfür Europäermädchen angeführt, die in Ostindien wie Hindumädchen schon mit 12 Jahren menstruierten, in Japan zum Teil schon früher als die eingeborenen. — Entsprechend dem früheren Menstruationsbeginn ist in den Tropen auch der Geschlechtstrieb früher entwickelt und erlangt besonders beim Manne eine größere Intensität als in den Breiten nördlich und südlich der Wendekreise. Die schnellere Reife bedingt aber auch ein beschleunigtes Altern der Keimdrüsen, so daß die Libido in heißen Klimaten früher erlischt und auch die Zeugungsfähigkeit der Frau bisweilen schon mit dem 20. Jahre (z. B. bei den Abessinierinnen) zu Ende ist. — Es würde zu weit führen, an dieser Stelle alle die verwickelten Verhältnisse in der Lebensweise, Ernährung, Wohnung usw. noch zu erörtern, welche diese Grundfaktoren noch weiter zu beeinflussen vermögen; als wesentliches Ergebnis dieser

Literaturzusammenstellungen möge uns genügen, daß Menstruation und Geschlechtstrieb vom Klima abhängig sind.

Diese gegenseitigen Beziehungen zwischen Keimdrüsen und Umwelt konnten nun Steinach und Kammerer experimentell an weißen Ratten beweisen: Bei der Aufzucht bei Temperaturen von 25—40° zeigten sich die verschiedensten Unterschiede in bezug auf somatische Geschlechtsdifferenzen und Triebleben. Die Aufzucht bei 35° verwischte die Gewichtsunterschiede zwischen Männchen und Weibchen. Das Genitale war bei beiden Geschlechtern schneller entwickelt und umfangreicher als bei den Kontrollen. Die Hitzeratten zeigten schon im Alter von 8—10 Wochen deutlichen Geschlechtstrieb und führten den Koitus schon 30 Tage früher aus als bei 15° aufgezogene Tiere. Ferner war die Fruchtbarkeit bis zu 25° zu einem Optimum gesteigert; zwar nimmt die Zahl der fruchtbaren Weibchen ab (50% gegen 68% bei 10°), dafür aber die Anzahl der durchschnittlich bei einer Geburt geworfenen Jungen zu: auf ein fruchtbares Weibchen entfallen bei 10° 11 Junge, bei 25° 13 und bei 40° wieder nur 10. — Im mikroskopischen Präparat zeichnet sich der Hitzetestikel durch stärkere Füllung der Samenkanälchen und Vermehrung der interstitiellen Zellen vor den normalen aus. Die Zahl der Leydigschen Zellen wurde durch Zählung ermittelt und betrug in 30 Sehfeldern bei einem 6 Monate lang im ungeheizten Stalle aufgezogenen Tiere 1060, bei 5 Männchen, die bis zu 15 Monaten bei 35° gehalten waren, 1336—1740. Dagegen war die durchschnittliche Verteilung gegen den normalen Hoden ungleichmäßig; die Differenz zwischen Minimal- und Maximalwerten der in einem Sehfeld gezählten Zellen betrug bei den Hitzetieren 72—134 (kleinster Wert 11, größter 145), bei dem angeführten normalen 57 (10—67). — In den Ovarien jungfräulicher bei 35° aufgezogener Ratten war bereits ohne Zählung schon eine deutliche Vermehrung der Pubertätsdrüse im Vergleich zu normalen Tieren in mikroskopischen Schnitten zu erkennen, so daß also auch hier der beschleunigten Reife und den frühzeitig auftretenden Brunsterscheinungen die stärker entwickelte Inkretion entsprach.

2. Die Änderung der Triebrichtung.

Alle unsere bisherigen Untersuchungen über die innere Sekretion der Keimdrüsen gingen davon aus, daß die beiden Geschlechter Mann und Weib körperlich streng voneinander unterschieden seien; wir hatten für jedes bestimmte Geschlecht einen Normaltyp mit ganz bestimmten, von den zugehörigen Keimdrüsen abhängigen Körperformen aufgestellt. Dieser Vollmann und dieses Vollweib sind in Wirklichkeit aber nur sehr selten anzutreffen; die als männlich und weiblich bezeichneten Eigenschaften sind die äußersten Grenzen, die nur selten in allen Merkmalen von einem Individuum erreicht werden; meist finden wir die verschiedenen Eigenschaften in größerer oder geringerer Mannigfaltigkeit gemischt. Ich erinnere nur an die wechselnden Formen der Behaarung, an die ungleichen Verhältnisse der Körperlängen

zueinander, an die verschieden ausgebildeten Becken, die wechselnde
Form der Brüste, um nur einige Beispiele dafür zu geben, daß alle
diese Eigenschaften in größerer Breite variieren, und daß wir als
männliche und weibliche Körperformen immer nur das Mittel aus
einer großen Anzahl von Messungen bei beiden Geschlechtern genommen haben. Diese Tatsachen im Verein mit den oben beschriebenen Fällen von Hermaphroditismus hatten zu der Theorie von der
doppeltgeschlechtlichen Anlage des Somas geführt, die wir aber zugunsten der Tandler-Großschen verlassen haben, daß alle körperlichen Geschlechtsunterschiede ursprünglich Systemmerkmale waren,
die unter dem Einfluß der inneren Sekretion der Keimdrüsen erst
umgewandelt wurden. Wir versuchten dann, gestützt auf die histologischen Befunde bei Hermaphroditismus, eine ursprünglich doppelte
Geschlechtszellenanlage im unbefruchteten Ei anzunehmen, von denen
die eine unter dem Einfluß des befruchtenden Spermatozoon in ihrer
Entwicklung gehemmt, die andere gefördert wird.

Ebensowenig wie nun die körperlichen Geschlechtsmerkmale bei
allen Menschen eindeutig der grob-anatomischen Struktur der Keimdrüsen entsprechen, ebenso kann auch die Triebrichtung unabhängig
von den somatischen Merkmalen sein; bei männlicher Körperform
und Testes kann die Triebrichtung auf den Mann und umgekehrt bei
Frauen auf das Weib gerichtet sein. — In der Erklärung dieser Erscheinung (Homosexualität) standen sich bis jetzt zwei verschiedene
Anschauungen gegenüber: Die eine (Schrenck-Notzing, Kraepelin)
erklärte diese als Entartungsform dadurch, daß bei Psychopathen
zur Zeit der Pubertät der noch indifferente Geschlechtstrieb durch
starke äußere Eindrücke in eine bestimmte Richtung gelenkt würde,
die andere (Ulrichs, Krafft-Ebing, Hirschfeld) nahm eine angeborene Anlage an; man stützte sich zuerst, den damaligen Anschauungen über die nervöse Korrelation entsprechend, auf eine
doppeltgeschlechtliche Gehirnanlage (Näcke) neben der bisexuellen
körperlichen; ebenso wie nun die somatische Differenzierung durch Verkümmerung der einen und Entwicklung der anderen Anlage entstehen
sollte, sah man auch die Triebrichtung als durch die verschiedene Entwicklung des männlichen und weiblichen Gehirns bestimmt an, so
daß Homosexualität entstand, wenn Soma und Psyche nicht in der
gleichen Richtung entwickelt waren. — Unserer bisher vertretenen
Auffassung nach hängt auch der Geschlechtstrieb mit von der inneren
Sekretion der Keimdrüsen ab, entsprechend der alten, vielzitierten
Virchowschen Auffassung: „Das Weib ist eben Weib durch seine
Generationsdrüse"! Demnach könnte theoretisch die Homosexualität
durch eine Mischung von männlichen und weiblichen Keim-Gonaden
in einem Körper getrennt oder in einer Drüse vereinigt, bedingt sein,
wobei je nach dem wechselnden Verhältnis der beiden zueinander und
der zeitlich auseinander liegenden optimalen Wirkung die ja auch den
tatsächlichen Verhältnissen entsprechende verschiedenartige Mischung
von männlichen und weiblichen körperlichen und psychischen Ge-

schlechtsmerkmalen auftreten könnte (Hirschfeld). — Diese Auffassung
versuchte auch Steinach durch seine histologischen Befunde zu stützen.
Schon oben wurde der von ihm beschriebene Fall einer homosexuellen Ziege
angeführt, die bei normalen weiblichen Körperformen und Genitale keine
Brunsterscheinungen zeigte; sich wie die Tiere Krediets ablehnend
gegen den Bock verhielt und dauernd die anderen weiblichen Insassen
des Stalles zu bespringen versuchte. Das histologische Bild der äußerlich
einem Ovar ähnlichen Keimdrüse ist bereits abgebildet worden; es zeigte
eine Mischung von Hoden- und Eierstocksgewebe mit qualitativer Über-
legenheit der Zwischenzellen. Im Anschluß hieran untersuchte Steinach
die Hoden von 5 männlichen Homosexuellen, welche alle mehr oder
weniger Atrophie der Samenkanälchen zeigten, die in unregelmäßigem
Abstande durch Zwischengewebe getrennt waren; die Leydigschen
Zellen waren aber nicht wie beim kryptorchen Hoden vermehrt
und ließen auch zum Teil Atrophie erkennen mit Verarmung an
Protoplasma und beginnender Vakuolisierung. Dazwischen beschrieb er
aber noch Zellelemente, die sich durch ihre Größe auszeichnen und
von den gewöhnlichen interstitiellen Zellen sich durch ihre doppelte
bis dreifache Größe unterscheiden mit Vermehrung des gröber granu-
lierten Protoplasmas, mit größeren Kernen, oft 2—3, und geringem
Chromatingehalt; sie sollten sich schwächer färben und nur selten
Kristalle enthalten, die sonst in den meisten Leydigschen Zwischenzellen angetroffen werden. Er bezeichnete diese Gebilde als F-Zellen
und hielt sie für weibliche Zellen, die, je nachdem ob sie nur das
Zentralorgan beeinflussen oder auch die Inkretion der männlichen
interstitiellen Drüse während des Entwicklungsalters hemmten und
das Soma weiblich differenzierten, die verschiedensten Typen hervorbringen können. Die Bisexualität erklärt er nach diesen histologischen
Untersuchungen durch zeitweiliges Überwiegen der einen oder der anderen
Drüse. Seine Befunde konnten aber von der Mehrzahl der Forscher,
die sich mit diesem Problem beschäftigten, nicht bestätigt werden.

Gestützt auf diese Befunde führen Lichtenstern und Mühsam
Kastrationen an Homosexuellen aus und implantierten ihnen die Testes
normaler Männer. Sie beschrieben beide eine 12 Tage bis 6 Wochen
nach der Operation einsetzende Umwandlung der Triebrichtung mit
Änderung der körperlichen weiblichen Eigenschaften. Stabel, der
diese Fälle noch längere Zeit verfolgte, fand aber, daß die implantierten
Drüsen nach einiger Zeit atrophierten und die homosexuelle Triebrichtung wieder auftrat. Henri Claude beschreibt Fälle von „formes
frustes“ des Virilismus bei Frauen, die einhergingen mit Metaplasien
der Luteinzellen des Ovars, und bei denen eigenartige Persönlich-
keitsveränderungen und psychosexuelle Störungen zeitlich zusammen-
fielen mit der Pubertät, Menstruationsstörungen oder Behaarungsano-
malien im späteren Alter.

Ich selbst versuchte von einer anderen Seite aus die Frage zu
entscheiden, ob bei diesem abweichenden psychosexuellen Verhalten auch
Änderungen der inneren Sekretion nachzuweisen seien. Die Körper-

proportionen eines normalen Mannes sind, wie wir schon in früheren Abschnitten gesehen haben, das Ergebnis der gegenseitigen Wechsel-

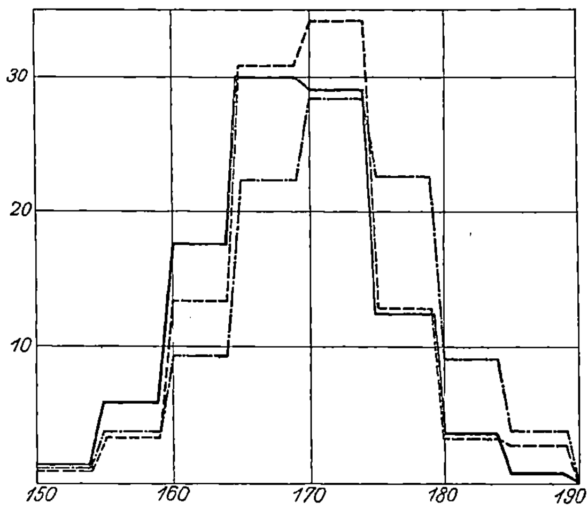

Abb. 43.
Variationsbreite der Körperlänge normaler und homosexueller Männer. — = 770 Fälle nach Weissenberg. — — — — = 120 heterosexuelle Männer, eigene Fälle. — · — · — = 250 homosexuelle Männer. — Abszisse = Körperhöhe in Zentimetern; Ordinate = prozentuale Verteilung.

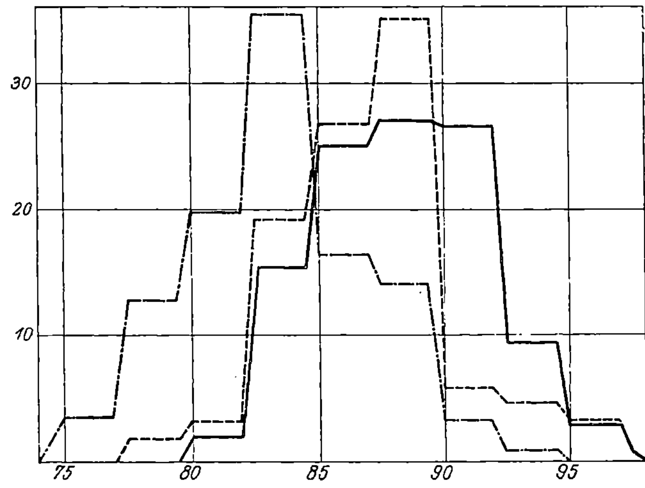

Abb. 44.
Variationsbreite der Sitzhöhen normaler und homosexueller Männer. Bezeichnungen wie in Abb. 43. Abszisse = Sitzhöhe in cm.

beziehungen der wachstumsfördernden Drüsen (Schilddrüse, Hypophyse, Thymus) und der nach der Pubertät hemmend einsetzenden Keim- drüse. Fällt diese letztere Komponente fort, so entsteht der Körpertypus des Eunuchoiden mit dem charakteristischen Verhältnis des kurzen Oberkörpers zum langen Unterkörper. Rein empirisch vorgehend fand ich nun bei den bis jetzt untersuchten 250 Homosexuellen, daß die Proportion Ober-:Unterlänge von dem normalen heterosexuellen Durchschnitt stark abweicht und einen Übergang zum Eunuchoidismus bildet. Diese Abweichungen kommen auch schon in der Variationsbreite der Körperlänge zum Ausdruck, die im Durchschnitt etwa 172 cm beträgt gegenüber den in der ersten Tabelle als Normalmaße zu Grunde gelegten Zahlen Weissenbergs, der in 770 Fällen einen Durchschnitt von 164,8 cm fand.

Da der Oberkörper in absoluten Zahlen bei Homosexuellen kürzer ist, wird der Unterschied gegenüber den normalen Längenproportionen dadurch noch ausgeprägter; die Sitzhöhe bei den ersteren beträgt im Durchschnitt 48,5 % der Körperlänge gegenüber 52,5 % normaler Männer; die Oberlänge verhält sich zur Unterlänge bei Homosexuellen wie etwa 100 : 108, bei Normalen wie 100 : 105. In den Kurven der Abb. 44 sind wieder die Variationsbreiten zusammengestellt. Mit anderen Worten: es ging in vielen Fällen von Homosexualität mit dem Eunuchoidismus, einem partiellen Infantilismus im Sinne einer verzögerten Hemmung der Wachstumstendenzen von Seiten der Keimdrüsen oder einem Überwiegen von Hypophyse und Schilddrüse, parallel ein Stehenbleiben des psychosexuellen Verhaltens auf einem Jugendstadium — wenn wir im Sinne der Psychoanalytiker Homosexualität als ein physiologisches Stadium der Pubertät betrachten.

X. Psyche und innere Sekretion.

Wenn wir einmal das Zugeständnis gemacht haben, daß der Geschlechtstrieb im Zusammenhang mit der inneren Sekretion der Keimdrüsen steht, eine Auffassung, die durch die Transplantationsversuche, die Erfahrungen bei Eunuchoiden usw. fest begründet ist, dann liegt die Versuchung nahe, noch einen Schritt weiter zu gehen und von den Trieben, „die ja die psychischen Grundphänomene sind, von denen alle geistige Entwicklung ausgeht" (Wundt), auf einen Zusammenhang der höheren geistigen Tätigkeiten mit endokrinen Vorgängen zu schließen. Man braucht hierbei nicht als radikaler Materialist die Anschauung zu vertreten, daß alles Psychische nur eine Wirkung oder Eigenschaft der organisierten Natur sei, sondern kann sich auf den „psychisch-physischen" Standpunkt stellen, „daß das psychische Geschehen regelmäßig von bestimmten physischen Erscheinungen begleitet ist, und daß zwischen diesen inneren und äußeren Lebensvorgängen durchweg gesetzmäßige Beziehungen stattfinden", ohne solche Zusammenhänge von vornherein als ein Unding abzulehnen. — Solche innigen Wechselbeziehungen zwischen Temperament und Körperkonstitution werden nach F. S. Hamett im Laufe der Entwicklung desto enger, je mehr mit der Ausbildung spezifischer Organe auch der Einfluß des Zentralnervensystems auf sie wächst. In den Inkreten der

Drüsen mit innerer Sekretion, die auf niederen Entwicklungsstufen zum Teil exkretorische Aufgaben hatten, haben wir das beste Beispiel dafür, wie durch Schaffung neuer innerkörperlicher Reizmittel diese Wechselwirkungen vermannigfaltigt werden. Als Temperament bezeichnet er dabei den Gesamtausdruck der durch die inneren Reize bedingten Einflüsse auf das instinktmäßige Verhalten; ausschlaggebend ist dabei der innere Drüsenstoffwechsel. Beide stehen in einer Funktion zueinander Körperkonstitution ⇌ Temperament: der Gesamtstoffwechsel ist je nach phlegmatischem oder erregbarem Temperament verschieden mit gesetzmäßiger Gleichmäßigkeit bei dem ersteren, großen Neigungen zu Schwankungen bei letzteren, parallel der veränderten nervösen Erregbarkeit und der veränderten Inkretion. (Weitere Beispiele für diese Wechselwirkungen sind im letzten Abschnitt gegeben.) — Gehen nun die geistigen Unterschiede zwischen männlichem und weiblichem Geschlecht parallel mit der inneren Sekretion der Keimdrüsen, ist auch hier „das Weib eben Weib durch seine Generationsdrüse"? — Bei dem Versuch, diese Fragen zu beantworten, laufen wir Gefahr, den Boden der durch experimentelle Befunde gesicherten Erfahrungstatsachen zu verlassen und uns auf das Gebiet der philosophischen Spekulation zu begeben.. — Die praktische Psychologie der beiden letzten Jahrzehnte hat uns ein reichhaltiges Material hinterlassen, um die psychischen Unterschiede der beiden Geschlechter bei genügend großen Differenzen der Streuungsmasse genauer umschreiben zu können. Die hierbei gewonnenen Erfahrungen lassen sich ungefähr wie folgt zusammenfassen (Wreschner, Thompson, Giese, Lipmann u. a.): Das männliche Geschlecht ist dem weiblichen überlegen in der Ton- und Zeitempfindung; während der Schulzeit überwiegt der ältere Knabe in der Mathematik, in kritischer und logischer Bearbeitung gestellter Aufsatzthemen, in körperlichen Leistungen beim Turnen. Umgekehrt ist der Farbensinn beim weiblichen Geschlecht besser entwickelt; in seinen Schulleistungen überwiegt das Gedächtnis und die Handfertigkeit für feinere Arbeiten. Die Vorstellungswelt des Mannes bewegt sich mehr in abstrakten Bahnen, in seinen Leistungen ist die freie Produktion, die selbstschöpferische Abwechslung vorherrschend. Die Frau ist mehr konkret und gefühlsbetonend veranlagt, leichter suggestibel, in ihren Aussagen persönlich interessiert; sie läßt ihrer Phantasie freien Spielraum. — Selbst wenn man mit Thompson viele Unterschiede auf kulturelle Einflüsse, überlieferte Erziehungsweise, suggestive Beeinflussung durch die Umgebung zurückführen würde, blieben noch genug psychische Geschlechtsunterschiede bestehen, die nicht auf diesem Wege erklärt werden können. — An dieser Stelle sei auf die Veränderungen der Psyche nach Kastrationen verwiesen auf die Abnahme der Willensenergie, die Gleichgültigkeit gegen äußere Geschehnisse, die leichte Ermüdbarkeit; ferner auf die Veränderungen des Affektlebens zur Zeit der Schwangerschaft mit haufig vorhandenem Stimmungswechsel, depressiven und hypomanischen Veränderungen der Grundstimmung, Geruchs- und Geschmacksüberempfindlichkeit, zwangsmäßige Gelüste, Ekelempfindungen; schließlich verweise ich auf die Psyche des Klimakteriums und bei Menstruationsstörungen — pathologische Zustände, die aber den physiologischen Einfluß der inneren Sekretion auf die Psyche beweisen, da sie organotherapeutisch und durch Transplantationen wieder zum Schwinden gebracht werden können.

Von anderen Blutdrüsen ist es seit langem bekannt, daß ihre veränderte Funktion parallel geht mit der Veränderung der Psyche. Den Einfluß der Thyreoidea auf das Gehirn wollte man sich früher (Schreyer 1791) dadurch erklären, daß ihr größerer Reichtum an Arterien und Venen und die dadurch bedingte gute Blutversorgung (vgl. S. 11) sie instand setze, bei stärkerer Blutzufuhr in den Karotiden einen Teil des Blutes aufzunehmen, um dadurch das Gehirn vor Hyperämie zu schützen; umgekehrt sollte bei vermindertem Blutgehalt des Zentralnervensystems durch Kontraktion der Schilddrüsengefäße der verminderte Blutdruck wieder erhöht werden. Die Thyreoidea war also gleichsam als „Sicherheitsventil" gedacht, das der Arteria carotis interna vorgeschaltet war. Heute wissen wir, daß vermehrte Inkretion der Schilddrüse eine erhöhte Empfänglichkeit der gesamten Nervensystems für periphere und zentrale Reize bedingt. Damit können wir auch die psychischen Veränderungen bei der Basedowschen Krankheit erklären; nach Möbius sind sie „mit einem leichten Rausch zu vergleichen, bei dem leicht maniakalische Stimmung besteht und leicht Umwandlung in Depressionen erfolgt". Diesen verschiedenen Stimmungsstadien entsprechen Lach- und Weinkrämpfe, beschleunigter Gedankenablauf mit Ideenflucht; „der Charakter der Kranken verändert sich; sie werden mißtrauisch, jähzornig, launenhaft, auffallend euphorisch, oft tief deprimiert". — Umgekehrt bedingt angeborenes Fehlen der Schilddrüse oder Hypofunktion beim Myxödem herabgesetzte Erregbarkeit des Nervensystems, eine charakteristische Apathie, die zu einer Hemmung der psychischen Funktionen, zu trägem, unschlüssigem Handeln führt und sich auch in einer langsamen, eintönigen Sprache äußert. In hochgradigen Fällen kommt es zu Idiotie, zu einem bloßen Dahinvegetieren, so daß man solche Kranke mit winterschlafenden Tieren verglichen hat (Charcot). Oft sind auch Psychosen mit diesen Zuständen verbunden: Melancholie, Halluzinationen. — Daß hierbei wirklich die fehlende Inkretion die Ursache der psychischen Veränderungen ist und nicht eine allgemeine psychopathische Grundlage, beweisen die glänzenden Heilerfolge nach Verabreichung von Schilddrüsenpräparaten und Überpflanzung von Schilddrüsen, die neben dem Schwund des Myxödems auch die psychische Leistungsfähigkeit wieder steigern, die beim Aussetzen der Organotherapie sogleich wieder vermindert wird. — Dieselben Erscheinungen wie bei Schilddrüsenmangel findet man auch bei einer weit verbreiteten, in ihrem Wesen noch nicht aufgeklärten Schilddrüsenerkrankung, dem Kretinismus, bei dem die Hemmung der körperlichen Entwicklung derjenigen der geistigen Funktionen parallel geht.

Einige Abbildungen mögen anstatt längerer Beschreibungen diesen
Zustand veranschaulichen.

Auffallende psychische Veränderungen sind bei Tumoren der Hypophyse unter dem Namen der hypophysären Stimmungen geschildert
worden (Frankl-Hochwart): Heitere Stimmungen mit ruhigem
Temperament, Gleichgültigkeit, Zufriedenheit, sonderbare Euphorie und

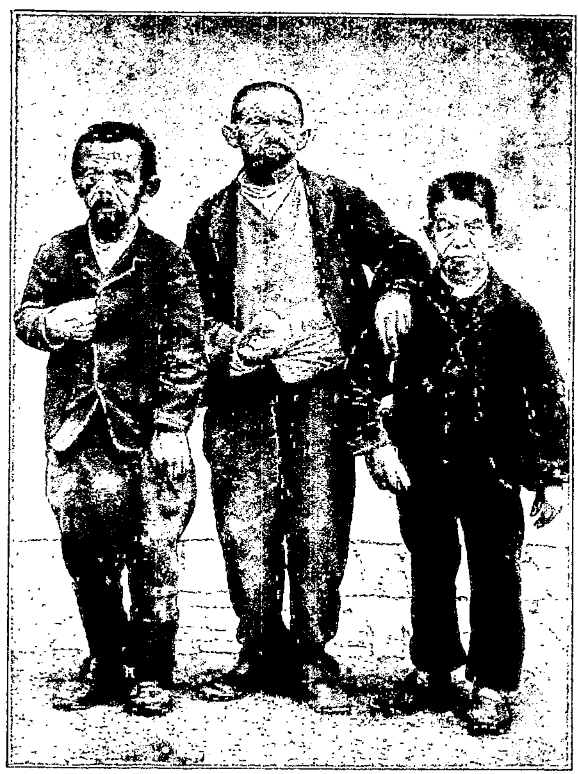

Abb. 45. Erwachsene Kretinen. — Nach Kraepelin.

Schlafsucht. — Auch bei Tumoren der Zirbel werden Abweichungen
von der normalen psychischen Entwicklung beschrieben: Geistige und
körperliche beschleunigte Entwicklung besonders der Geschlechtsmerkmale bei Kindern, so daß ein 6jähriger Knabe einem 17jährigen gleich-
kam (Anton), auffallende Intelligenz mit heiterer Stimmung bei älteren. — Theoretisch suchte man diese Entwicklungsbeschleunigungen
dadurch zu erklären, daß man einen physiologisch hemmenden Einfluß
der Zirbel auf die Keimdrüsen annahm; beim Fortfall dieser Hemmung
tritt dann sexuelle Frühreife ein, die wir schon wiederholt kennengelernt haben, und die auch mit gesteigerter psychischer Leistungsfähigkeit verbunden ist (Hofstätter). — Umgekehrt nehmen andere

Forscher einen fördernden Einfluß der Zirbel auf die psychischen Leistungen an und suchen daher durch Verabreichung von Drüsenpräparaten die allgemeine Intelligenz von Kindern zu fördern (Dana und Berkeley). Diese Widersprüche erklären sich aus der schwierigen experimentellen Technik bei Zirbeloperationen, die bis jetzt die restlose Aufklärung ihrer physiologischen Funktionen verhindert hat. — An dieser Stelle möge auch auf die Zusammenhänge hingewiesen werden, die nach Magnus Hirschfeld, Kronfeld u. a. zwischen dem psychosexuellen Infantilismus, dem Stehenbleiben sexuellen Trieblebens und Begehrens auf kindlicher Entwicklungsstufe und konstitutionellem Infantilismus bestehen, sei er nun partieller Art, wie Entwicklungshemmung der Keimdrüsen oder der genital-subsidiären Geschlechtscharaktere, Persistenz der Thymus usw., oder genereller Art, wie er äußerlich in kindlichen Körpermaßen, unentwickelten Formen zum Ausdruck kommen kann.

In der Psychiatrie beginnt die Erkenntnis von dem Parallelgehen endokriner und psychischer Störungen immer mehr an Boden zu gewinnen. Abgesehen von dem gut erforschten Gebiet des „thyreogenen Irreseins" wurde wiederholt versucht, auch die Dementia praecox auf Störungen der Inkretion, besonders derjenigen der Keimdrüsen, zurückzuführen. Nachdem man schon früher mit mehr oder weniger Erfolg versucht hatte, diese Krankheit durch Exstirpation der Keimdrüsen oder der Thyreoidea zu heilen (Berkeley, Sommer), hat in neuerer Zeit wieder Kretschmer darauf hingewiesen, wie eng diese psychischen Veränderungen mit bestimmten Konstitutionsanomalien verbunden sind, und wie vor allem der asthenische Habitus, der zum Eunuchoidismus hinüberführt, in fast der Hälfte aller Fälle von Schizophrenie anzutreffen ist, eine Beobachtung, die auch von Davis, Kloth, A. Meyer und Sioli bestätigt wird. — Auch die als „Pubertätspsychose" beschriebenen Zustände sind leicht auf die zu dieser Zeit einsetzenden Reifeerscheinungen der Keimdrüsen, auf ihre Hyperfunktion zurückzuführen, ebenso wie ihre Entwicklungshemmung die mannigfaltigsten Formen des geistigen Infantilismus bedingt. — Ein weiteres Eingehen auf die Erforschung dieser Zusammenhänge zwischen Psyche und innerer Sekretion würde über den Rahmen dieses Buches hinausgehen. — Wir wollen uns damit begnügen, daß uns der Nachweis gelungen ist, daß somatische Veränderungen der Blutdrüsen und psychisches Geschehen miteinander parallel gehen; Aufgabe der Psychiatrie wird es sein, weitere Beispiele hierfür zu bringen und daraus Folgerungen für die Erkenntnis und Behandlung einzelner Geisteskrankheiten zu ziehen.

XI. Die Chemie der Inkrete.

Das ideale Ziel der Forschung über die Innere Sekretion ist die Isolierung und synthetische Darstellung der bis jetzt zum größten Teil nur indirekt aus ihren Wirkungen erkannten Hormone. Auf diesem Wege sind wir bis jetzt nur wenig vorangekommen; einzig beim Adrenalin und Cholin ist der synthetische Aufbau gelungen, für eine aus der Schilddrüse von Kendall gewonnene und synthetisch dargestellte Verbindung, das Thyroxin, ist die Inkretwirkung wahrscheinlich gemacht, die Bestandteile der Hypophyse sind durch Fühner näher umgrenzt worden, und aus Ovarienextrakten glaubt neuerdings Herrmann eine chemisch einheitliche Verbindung mit Hormonwirkung isoliert zu haben.

Der Nachweis einer spezifischen Substanz in den Zellen der Marksubstanz der Nebennieren und ihren interzellulären Spalträumen ist schon in den 50er Jahren des vorigen Jahrhunderts geglückt (Vulpius, Virchow). Übergießt man nämlich einen Nebennierenquerschnitt mit Eisenchloridlösung, so sieht man im Zentrum intensive Grünfärbung auftreten, bei Anwendung von Laugen, Jod- oder Chlorwasser an der Luft rosa- bis karminrote Farbe. Diese Reaktionen erlauben noch einen sicheren Adrenalinnachweis bei Verdünnungen von 1 : 50000; für geringere Konzentrationen werden vielfach Methoden angewandt, die darauf beruhen, daß Adrenalin sich leicht oxydiert und aus Oxyden den Sauerstoff an sich reißt. So werden Mangansuperoxyde unter Bildung von tieferen Oxyden entfärbt; bei Anwesenheit von Mangandioxyd geht Adrenalin in eine rote Verbindung über; ebenso in 1 % Lösungen von Natriumpersulfat. Ein Gemisch von Natriumwolframat und Phosphorsäure soll nach Folin durch Blaufärbung noch Konzentrationen von 1 : 3 Millionen nachzuweisen gestatten. — Alle diese kolorimetrischen Methoden sind aber nicht nur allein für Adrenalin spezifisch, sondern geben diese Färbung auch mit Ammoniumbasen, Aminen usw. Zum exakteren Nachweis dienen die besser umschriebenen biologischen Methoden (vgl. den nächsten Abschnitt). Mit ihrer Hilfe gelang es schließlich Takamine zu gleicher Zeit wie Aldrich, auf die Vorarbeiten vieler anderer Forscher gestützt, aus Nebennierenextrakt Adrenalin kristallinisch zu gewinnen. Die Darstellung beruht darauf, daß nach Entfernung des Eiweißes und der verschiedenen fällbaren Stoffwechselprodukte durch Alkohol, Essigsäure oder deren Salze das Adrenalin mit Ammoniak in feinen Nadeln ausfällt, die nach wiederholtem Umkristallisieren, nach Lösen in Säuren und Wiederfällen durch Ammoniak schließlich einen konstanten Schmelzpunkt von 212° zeigen. Wichtig für die Erklärung der biologischen Wirksamkeit des Adrenalins ist die Abhängigkeit der Oxydation und damit der Abnahme seiner Wirkung von der Reaktion der Umgebung; sie wird bei alkalischer Reaktion beschleunigt und zwar optimal bei einer (OH)-Konzentration von $p_H = 7{,}5 - 8{,}5$; Luftzufuhr, Anwesenheit von Eiweiß und Nukleoproteiden beschleunigen diese Zersetzung.

Der Gehalt menschlicher Nebennieren an Adrenalin beträgt etwa 6 mg pro 100 kg Körpergewicht, bei den verschiedensten Tierarten schwankt er um diese Zahl herum in engen Grenzen (Batelli). Nach Schmorl und Ingier ist der Adrenalingehalt bis zum 9. Lebensjahre

1,52 mg, später 4,59 mg. Die Menge ist auch bei den einzelnen Geschlechtern verschieden; sie ist bis zum 11.—20. Lebensjahre beim männlichen nach Peiser etwa 2,58 mg; beim weiblichen 2,20 mg; im 21.—30. Jahre wird der Unterschied größer: 4,21 und 2,45 mg. Diese Menge wird im Laufe eines Tages etwa 20mal an das Blut abgegeben, wenn man aus Versuchen an Katzen Analogieschlüsse ziehen darf, da deren Nebennieren bei einer Minutenausflußmenge von 1,2 ccm im Durchschnitt in der Stunde etwa 0,2 mg, in 24 Stunden 5 mg sezernieren (Biedl). — Je nach der Empfindlichkeit der von den einzelnen Forschern angewandten Methoden schwanken diese Zahlen; aber selbst bei doppelten und höheren Werten steigt die Konzentration im Blute nicht über die schon oben angegebenen Werte von 1 : 500 Millionen.

Der Gang der synthetischen Darstellung des Adrenalins ist nach Stolz folgender: Aus Chlorazetylchlorid und Orthodioxybenzol (Brenzkatechin) entsteht die Chlorazetoverbindung des zweiwertigen Phenols (2), die durch Behandlung mit Methylamin in das entsprechende Aminoketon übergeht (3), das schließlich durch Reduktion in Adrenalin umgewandelt wird (4).

$$OH.C\Big\langle\begin{array}{c}C.H\\ \\C.H\end{array}\Big\rangle C.H \longrightarrow \rangle.C = O.CH_2.Cl \xrightarrow{CH_3.NH_2} \rangle.CO.CH_2.NH.(CH_3)$$

$$\text{(1)} \qquad\qquad \text{2} \qquad\qquad\qquad \text{3}$$

$$\longrightarrow \rangle.CH.OH.CH_2.NH(CH_3)$$

$$\text{4}$$

$$\text{Adrenalin.}$$

Die Synthese im Tierkörper erfolgt wahrscheinlich aus den Aminosäuren Phenylalanin und Tyrosin (vgl. S. 65). Man hat versucht, durch Zusatz dieser Verbindungen oder von Tryptophan zu Nebennierenbrei im Brutschrank vermehrte Adrenalinbildung zu beweisen; die vermehrte Fällung nach Zusatz von Ammoniak zu den hieraus gewonnenen Extrakten, ebenso wie die Zunahme der Farbreaktionen kann aber auch auf die Bildung der verschiedensten anderen Fäulnisbasen zurückgeführt werden. — Das in Pflanzen vorkommende Dioxyphenylalanin (nach Guggenheim in Vicia faba) wird durch tierische oxydierende Fermente in Farbstoffe verwandelt (Bloch); das bei der Addisonschen Krankheit beobachtete vermehrte Auftreten von Melaninen in der Haut legte darum die Vermutung nahe, daß ähnliche Verbindungen oder vielleicht Adrenalin selbst hierbei in solche Farbstoffe umgewandelt würden.

Das natürlich vorkommende Adrenalin ist optisch aktiv, dreht die Ebene des polarisierten Lichtes nach links (spezifisches Drehungsvermögen $= -50{,}72\,°$). Die synthetisch dargestellte Verbindung dagegen ist optisch inaktiv und muß erst unter Benutzung der verschiedenen Löslichkeit der weinsauren Salze der beiden optischen

Antipoden in die d- und l-Verbindung gespalten werden. — Die pharmakologische Wirkung der rechtsdrehenden Komponente ist in völlig reinem Zustande fast gleich Null, ein interessantes Beispiel, das wieder zeigt, wie genau die Inkrete in ihrem chemischen Aufbau dem Substrat, auf das sie wirken, angepaßt sein müssen, dieselbe Voraussetzung, die für die Wirksamkeit der Fermente erfüllt sein muß. — Die biologisch wirksame Gruppe des Adrenalins ist nicht der Benzolring, sondern die Seitenkette, da auch aliphatische Amine Sympathikuswirkungen zeigen.

Das zweite, aus der Nebennierenrinde isolierte Amin, das Cholin, ist nicht so eng an ein Gewebe gebunden wie das Adrenalin an das chromaffine System, sondern kann in allen Organen nachgewiesen werden, als freie Base oder als Baustein der Phosphatide. — Die Menge des freien Cholins schwankt von 0,01 % in der Milz bis zu 0,03 % im Dünndarm und 0,07 % in der frischen Leber. Der Nachweis geschieht am besten durch Ausfällen der schwerlöslichen Platinchloriddoppelsalze, welche charakteristische Kristallformen und Zersetzungspunkte zeigen. — Eine bis zu 0,03 % empfindliche Farbreaktion ist die rosaviolette Färbung, die beim Abdampfen mit Alloxan auf dem Wasserbade entsteht; in Verdünnungen von 1 : 2 Millionen kann die Base beim Erhitzen mit Alkalien noch an dem charakteristischen Geruch nach Trimethylamin erkannt werden (Kauffmann). — Dem Organismus wird Cholin wahrscheinlich schon mit der Nahrung zugeführt, da es auch in Pflanzen zu 0,01 — 0,1 % vorkommt. Im Körper soll es durch Abspaltung zweier Methylgruppen in Gegenwart von Harnstoff, der dabei in Zynamid übergeht und Oxydation des entstehenden Methylaminoäthanols über das Methylglykokoll (Sarkosin) in Kreatin umgewandelt werden:

$$\begin{array}{l}
\left.\begin{array}{l} CH_3 \\ CH_3 \\ CH_3 \end{array}\right\rangle N.CH_2.CH_2OH \ + \ \overset{\displaystyle NH_2}{\underset{\displaystyle NH_2}{CO}} \ \longrightarrow \ [2\,CH_3\,OH] + CN.NH_2 \\
\quad \overset{\displaystyle |}{OH} \\
\qquad Cholin \qquad\qquad Harnstoff \qquad\qquad\qquad Cyanamid
\end{array}$$

$$+ \ CH_3.NH.CH_2.CH_2OH \ \xrightarrow{\ +\,O_2\,-\,H_2O\ } \ CH_3.NH.CH_2.COOH \ + \ CN.NH_2$$

Methylaminoäthanol $\qquad\qquad\qquad\qquad\qquad$ Sarkosin

$$\longrightarrow \ \underset{\displaystyle \rule{3em}{0.4pt}N.(CH_3).CH_2.COOH}{C\diagup\overset{\displaystyle NH_2}{=NH}}$$

$\qquad\qquad\qquad$ Kreatin.

Dieser von Riesser angenommene Abbau wird durch Auftreten von Kreatinin im Harn nach Verfütterung von Cholin wahrscheinlich gemacht. Seinen Befunden stehen aber auch wieder negative Untersuchungsergebnisse gegenüber (Satta, Guggenheim und Löffler), so daß diese intermediären Vorgänge noch der weiteren Klärung bedürfen. — Als Vorstufe für den Aufbau im Organismus soll Serin in

Betracht kommen (Hofmeister), das durch Methylierung des Zwischen-
produktes Oxäthylamin in Cholin umgewandelt wird:

$$\begin{array}{ccc}
\begin{matrix} CH_2OH \\ CHNH_2 \\ COOH \end{matrix} & -\ CO_2 \longrightarrow & \begin{matrix} CH_2OH \\ CH_2.NH_2 \end{matrix} & \longrightarrow & \begin{matrix} CH_2OH \\ CH_2.N. \diagdown\!\!\diagup \begin{matrix} CH_3 \\ CH_3 \\ CH_3 \end{matrix} \\ | \\ OH \end{matrix} \\
\text{Serin} & & \text{Oxäthylamin} & & \text{Cholin.}
\end{array}$$

Die künstliche Synthese geschieht durch Anlagerung von Trimethylamin an Chloräthylalkohol (Wurtz):

$$N(CH_3)_3 + Cl.CH_2.CH_2OH + NH_4OH = \underset{\underset{OH}{|}}{N(CH_3)_3}.CH_2.CH_2OH + NH_4Cl.$$

Der Antagonismus des Cholins zum Adrenalin in bezug auf die
Darmbewegung und den Blutdruck ist bereits besprochen worden; an
dieser Stelle soll noch nachgetragen werden, daß beim Einträufeln
einer Cholinlösung in das Auge Miosis, Pupillenverengerung, entsteht,
durch Adrenalin Erweiterung, die beim Menschen normalerweise aber
kaum nachweisbar ist und erst bei gesteigerter nervöser Erregbarkeit,
z. B. Basedowscher Krankheit, sichtbar gemacht werden kann.

Das Cholin ist in der Nebennierenrinde in den hier besonders
stark angehäuften Lipoiden gebunden, die mikrochemisch in den
Zellen als feine Körner nachgewiesen werden können, die sich in
Chloroform, Alkohol und Äther lösen, durch Osmiumsäure schwarz
gefärbt werden und auch mit den bekannten Fettfarbstoffen (z. B.
Sudan III) sich intensiv färben. Im durchfallenden polarisierten Lichte
sind sie doppeltbrechend. Ihrem chemischen Aufbau nach sind es
vorwiegend Lezithine, die durch Variation der Fettsäurereste oder
deren intramolekulare Umlagerung, durch Ersatz des Cholins durch
andere Amine in den mannigfaltigsten Formen auftreten können,
die anscheinend für jedes Organ einen spezifischen Aufbau besitzen;
in der Nebenniere ist unter anderen das Sphingomyelin nachgewiesen
worden, ein Diaminomonophosphatid (Rosenheim und Tebb), dessen
Aminobase das Cholin ist (von Thudichum Neurin genannt). Daneben findet man noch Cholesterin und seine Fettsäureester, die aber
nicht als Cholinquelle in Betracht kommen. —

Die Schilddrüse ist chemisch durch ihren großen Gehalt an Jod
charakterisiert; es lag darum sehr nahe, in diesem Element einen
Baustein der spezifischen Inkrete zu vermuten. Die entgegengesetzten
Anschauungen, daß das Jod nur die Inkretion anregen solle, aber
nicht am Aufbau der Inkrete beteiligt sei, die wir bereits besprochen
haben (Herzfeld und Klinger), ist durch die experimentellen Befunde der meisten anderen Forscher nicht gestützt worden. — Der
Jodgehalt wechselt mit dem Alter, der Ernährung und der Rasse der
verschiedenen Individuen und beträgt bei normalen Menschen etwa
6,5 mg in der ganzen Drüse. — Während der Schwangerschaft ist
der gesamte Jodgehalt vermehrt (bei trächtigen Kühen 18,5 mg gegen

durchschnittlich 17 mg bei nicht trächtigen Kühen; dagegen ist bei
der Berechnung auf 100 Pfund (englischen) Körpergewicht bei beiden
die Zahl dieselbe, 1,8 mg; Fenger). Die Bindung erfolgt in organi-
scher Form, da ionisiertes Jod immer nur in Spuren nachgewiesen
werden kann. — Als erster isolierte Baumann einen jodhaltigen Eiweißkörper, das Thyreoglobulin, dessen Jodgehalt aber nicht konstant
ist, sondern nach Fütterung von Jodkalium vermehrt werden kann.
Die Zusammensetzung ist beim Menschen im Durchschnitt $C = 51,5\%$;
$H = 6,67\%$; $N = 15,06\%$; $J = 0,154\%$ (Blum und Grützner). Durch
weiteren Abbau dieser Verbindung nach Hydrolyse mit 10% Schwefelsäure kann durch Alkohol eine Jodverbindung isoliert werden, das
Jodothyrin (Baumann), das aber ebenso wie das Ausgangsprodukt im
Jodgehalt zwischen $3-5\%$ wechselt. Oswald trennte das Schild-
drüseneiweiß wieder in zwei Gruppen, eine jodhaltige, das Jodthyreoglobulin, und eine jodfreie, die ihrem Phosphorgehalte nach den Nu-
kleoproteinen nahe steht. Aber auch der Jodgehalt der ersteren ist nicht
konstant: $0,3-0,6\%$. Durch weiteren Abbau konnte hieraus wieder
Jodothyrin isoliert werden, dessen Zusammensetzung nicht aufgeklärt
ist, und schließlich Dijodtyrosin; eine Verbindung, die in größeren
Mengen auch im Achsenskelett der Korallen und in Schwämmen enthalten ist.

<pre>
            C.OH
           /   \
      J.C /   \ C.J
          | |
      H.C \   / C.H
           \   /
            C————————CH₂.CH.COOH
                         |
                        NH₂
</pre>

Dijodtyrosin.

Durch Hydrolyse getrockneter und entfetteter Schilddrüsen mit
5%iger Natronlauge konnte Kendall 75% des Jods als wasserlösliche,
dialysable organische Verbindung abspalten; aus dieser selbst wurde
weiter eine säureunlösliche, kristallinische Verbindung isoliert, die 60%
Jod enthielt, und die im Tierversuch dieselben physiologischen Wirkungen wie Schilddrüsenextrakte hervorrief. Er nannte diese neue
Verbindung Thyroxin und schrieb ihr den Aufbau einer 4, 5, 6-
Trihydro— 4, 5, 6 —trijod — 2 —oxy—β-indolpropionsäure zu. Diese Verbindung kommt gleichzeitig in zwei Tautomeren (verschiedener Lagerung der Hydroxylgruppe) vor und wird durch Wasseranlagerung in
eine zweibasische Säure übergeführt. — Die Strukturbilder der beiden
Verbindungen sind auf der nächsten Seite wiedergegeben.

Als Vorstufe dieser Verbindung kann im Organismus das Tryptophan (Indol-α-Aminopropionsäure) angesehen werden, das durch
Desamidierung mit Reduktion der α-Seitengruppe, Oxydation und Jodanlagerung in das Thyroxin umgewandelt werden könnte. Obgleich
es noch nicht geglückt ist, durch Organbrei Aminosäuren in dieser Art

Thyroxin

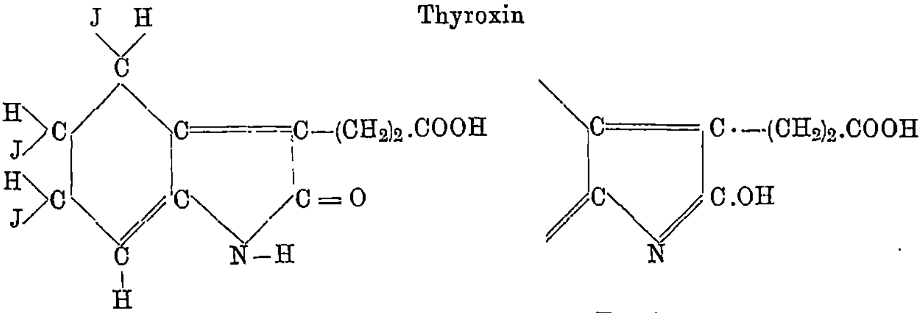

Ketoform   Enolform

zu desamidieren, so sprechen doch die Versuche an Bakterien, Pilzen und Hefezellen dafür, daß Desamidasen auch in den lebenden Zellen des Tierkörpers vorhanden sein müssen; Oxydation und Reduktion sind ihnen geläufige Reaktionen, und daß die Jodanlagerung in . der Schilddrüse an den Benzolkern erfolgt, beweist die Vermehrung des Thyroxins nach Verfütterung von Jodkalium an Versuchstiere.

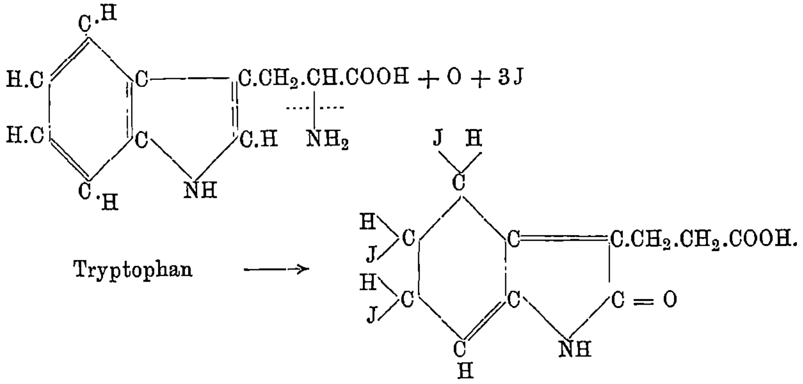

Tryptophan $\longrightarrow$

Thyroxin.

Es sprechen noch viele andere Befunde dafür, daß das Schilddrüseninkret eine jodhaltige Verbindung ist, da auch die Metamorphosebeschleunigung der Kaulquappen nach Fütterung der jodhaltigen Hydrolysenfraktion eintritt (Rogoff und Marie), und da ferner bei jodfreier Ernährung der Jodgehalt der Drüse lange Zeit konstant bleibt, so daß man annehmen kann, daß sie wohl durch Entionisierung des im Blute kreisenden Jods entgiftend wirkt, daß sie aber gleichzeitig das aufgespeicherte Jod zum Aufbau seines Inkrets benutzt. Für die Spezifität des Thyroxins selbst sprechen schließlich die Versuche, in denen es dieselben Wirkungen hervorrief wie die Verfütterung von Drüsensubstanz oder die Injektion von Extrakten, z. B. Steigerung des Gasstoffwechsels beim Myxödem, des Eiweiß- und Fettumsatzes usw.

Die Hormone der Hypophyse sind zwar durch Fühner als kristallinische Substanzen isoliert worden, ihre chemische Analyse und

Strukturermittlung ist aber noch nicht gelungen. Nach Enteiweißung
der Hypophysenextrakte wurden mit Phosphorwolframsäure die Amino-
basen gefällt und nach Entfernung des Fällungsmittels durch Baryt
die schwefelsaure Lösung im Vakuum bis zur Kristallisation eingedampft.
Durch Fraktionierung wurden hieraus vier Verbindungen mit verschiedenen Wirkungen isoliert. Die erste Fraktion mit Blutdruckwirkung
ohne Einfluß auf Atmung und Uterus; die zweite mit sämtlichen drei
Wirkungen; die dritte mit starker Blutdruck- und Uteruswirkung, die
vierte, Mutterlauge, hat schwachen Einfluß auf Blutdruck und Atmung,
aber keine Gebärmutterwirkungen. Das Gemisch dieser vier Fraktionen wurde als Hypophysin bezeichnet, und kommt in 1%-Lösungen
in den Handel. — Nach Guggenheim ist nur ein wirksames Hormon in der Hypophyse vorhanden, das eine ätherartige Verbindung
eines Alkanolamins (ein Amin, mit einer Oxy- und einer Aminogruppe
an einem C-Atom) mit einem Azyl darstellt; die verschiedenen Präparate Führers sollen nach ihm nur verschiedene Reinheitsgrade
eines Inkrets darstellen. — Für eine Mischung verschiedener wirksamer Verbindungen hat sich in neuerer Zeit dagegen wieder Leschke
ausgesprochen, dem es gelang, aus dem Hypophysengemisch durch
Fällung mit Pikrinsäure und Methylalkohol eine polypeptidartige Verbindung zu isolieren, welche nach intravenöser Injektion bei Diabetes
insipidus, Polyurie und Nierenentzündungen, aber auch bei Gesunden
die Harnabsonderung verminderte und gleichzeitig die Konzentration
des Harnes erhöhte, und Crawford stellte aus alkoholischen Extrakten
nach Fällung mit Sublimat eine blutdrucksteigernde Substanz her, von
der 0,16 mg den Blutdruck eines Hundes um 66 mm Hg erhöhten. —
Daneben isolierte Leschke noch Substanzen, die spezifische Wirkungen
auf das Herz, Blutdruck und Uterus hatten, ohne aber diese Fraktionen
näher zu analysieren. Der auf die Diurese hemmend wirkende Anteil
konnte nur aus den vereinigten Hinter- und Mittellappen, nicht aus
dem Vorderlappen gewonnen werden. — Ein das Wachstum regelndes
Inkret will Robertson aus der Hypophyse dargestellt haben; er
nannte es Tethelin und gab an, daß es 1,4% Phosphor und vier
N-Atome auf ein P-Atom enthalten soll; bei der Hydrolyse wird Inosit
abgespalten (eine ringförmig aufgebaute Hexose). Dauernde Verfütterung
an weiße Mäuse soll zunächst das Wachstum verzögern, dann kompensatorisch beschleunigen; die Lebensdauer soll dadurch bei Männchen
um 13%, bei Weibchen um 11% der Durchschnittsmonate verlängert
werden, auch bei karzinomkranken Mäusen.

Als ein Hormon der männlichen Keimdrüsen wurde von Poehl
das Spermin bezeichnet, eine Verbindung von der Zusammensetzung
$C_5H_{14}N_2$, die er als phosphorsaures Salz aus Hodenextrakten nach
Fällung des Eiweißes mit Phosphorwolframsäure erhielt. Die angeb-
lich spezifischen Wirkungen auf den Kreislauf, die Atmung und den
Stoffwechsel konnten aber nicht bestätigt werden (Biedl).

Durch Extraktion von Ovarien mit Fettlösungsmitteln konnte
Iscovesco verschiedene Lipoide gewinnen, die in großen Dosen gif-

tige Eigenschaften besaßen und bei weiblichen Kaninchen Lähmungen der Extremitäten hervorriefen. — Fellner stellte ebenfalls durch Alkohol- und Ätherextraktion Extrakte aus Ovarien und Plazenta her, die nach der subkutanen Injektion das Wachstum des Genitale junger Kaninchen auffallend beschleunigten. — Auf diesen Arbeiten fußend, versuchte Herrmann das wirksame Hormon zu isolieren: Getrocknete Ovarien wurden mit Äther extrahiert, aus dem Extrakt mit Azeton der größte Teil der ungesättigten Phosphatide gefällt und die Mutterlauge durch allmähliches Einengen vom Cholesterin und seinen Estern befreit. Der schließlich zurückbleibende Syrup wurde fraktioniert, im Hochvakuum destilliert und die bei 240° Außentemperatur und 0,06 mm bei 193° übergehende Fraktion nach dem Abscheiden der letzten Reste von Cholesterinestern nochmals destilliert. Das so gewonnene dickflüssige, leichtschillernde gelbliche Öl, das leicht in Alkohol, Petroläther, Azeton und Benzol löslich war, hatte die Zusammensetzung: $C = 81,33 - 81,62 \%$ und $H = 11,32 - 11,49 \%$ und war ein Cholesterinderivat. — Nach subkutaner Injektion dieser Substanz in Mengen von $0,04 - 0,06$ g an 8 Wochen alte Kaninchen wurden schon nach fünf Injektionen Uterus, Vagina und Tuben so verändert, daß man die Organe eines trächtigen Tieres vor sich zu haben glaubte; bei kastrierten Männchen beschrieb er Hypertrophie der Mammae, ähnlich wie bei feminierten Meerschweinchen. — Aus dem Corpus luteum isolierte Wintz zwei Lipoide, Luteolipoid und Lipamin, von denen das letztere wie das Herrmannsche Präparat auf den Kaninchenuterus wirkte und bei Amenorrhöe die Menses wieder auslöste.

Romeis stellte aus der Kalbsthymus durch Extraktion mit Alkohol und Fällung mit Essigsäure ein Nukleoproteid her, das dieselben wachstumsbeschleunigenden Eigenschaften besaß, wie wir sie nach Verfütterung der gesamten Drüse schon wiederholt kennen gelernt haben.

Banting und seine Mitarbeiter extrahierten aus Pankreasdrüsen, deren Ausführungsgang mehrere Wochen lang unterbunden gewesen war, so daß es zu einer Atrophie des spezifischen Drüsengewebes und zu einer Hypertrophie der Langerhansschen Inseln kam, mit Alkohol eine Substanz, Insulin, nach deren Injektion der Blutzuckergehalt selbst in schweren Fällen von diabetes mellitus wieder zur Norm absank.

XII. Methoden zum Nachweis der Inkrete.

Die Reindarstellung der Hormone der Blutdrüsen ist nur dann möglich, wenn man Methoden besitzt, die es gestatten, spezifische Wirkungen kleinster Mengen nachzuweisen. Wir können die bis jetzt bekannten in vier Gruppen einteilen: Physiologische am lebenden Tiere, pharmakologische an überlebenden Organen, serologische und operative. Diejenigen der ersten Gruppe haben wir zum Teil schon andeutungsweise an verschiedenen Stellen kennengelernt; sie sollen der Übersicht halber noch einmal ausführlich zusammengestellt werden.

Die Isolierung und Identifizierung des Adrenalins gelang dadurch, daß man die Wirkung der verschiedenen Präparate auf den Blutdruck prüfte. Bei einem gut aufgebundenen, mit Urethan narkotisierten Kaninchen oder einer Katze, denen vor dem Versuch Hirudin oder eine Peptonlösung zur Verhinderung der Blutgerinnung injiziert wurde, wird eine Carotis frei präpariert und nach Unterbindung des peripheren Endes in das zentrale eine feine Glaskanüle eingeführt, die durch einen Gummischlauch mit dem einen Schenkel eines U-förmigen Quecksilbermanometers verbunden ist, in dessen anderen Schenkel, an einem Schwimmer befestigt eine Papierfahne eintaucht, welche die einzelnen Pulswellen auf einem Kymographion aufschreibt und steigenden Blutdruck durch Ansteigen der Kurve anzeigt (vgl. Abb. 13). — Die Veränderung des Gasstoffwechsels nach Injektionen von Keimdrüsenextrakten benutzte ich, um deren geschlechtsspezifische Wirkungen nachzuweisen: Das Versuchstier befindet sich in einem durch einen gut angepaßten Metalldeckel abgeschlossenen Glaszylinder, durch den mit Hilfe einer Wasserstrahlpumpe Luft hindurchgesaugt wird. Diese ist vor dem Eintritt durch Natronkalk und konzentrierte Schwefelsäure geleitet worden, so daß sie kohlensäure- und wasserfrei in den Atmungsraum eintritt. Nach dem Austritt durchstreicht sie U-förmige Glasröhren, die teils mit Schwefelsäure getränkten Bimssteinstückchen zur Absorption des Wassers, teils mit Natronkalk zur Bindung der Kohlensäure beschickt sind, so daß nach bestimmten Perioden durch ihre Wägung die Menge der ausgeatmeten Kohlensäure und des Wassers festgestellt werden kann (Haldanesches Prinzip). — Eine andere Methode zum Nachweis der Keimdrüseninkrete ist die von Herrmann angewandte Injektion der Präparate an jungfräuliche Tiere, bei denen die bei der Sektion gefundenen anatomischen und histologischen Veränderungen des Uterus und der Brustdrüsen Anhaltspunkte für die Wirksamkeit der zu untersuchenden Substanzen geben. — Die Wirkung der Schilddrüseninkrete wurde durch Verfütterung an Kaulquappen festgestellt und die Beschleunigung der Metamorphose, in Tagen gemessen, im Vergleich zu den Kontrollen als Maßstab genommen. — Daneben ist auch der Nachweis der Erregbarkeitssteigerung am freigelegten Vagus nach elektrischer Reizung unter Aufzeichnung des Blutdruckes eine wertvolle Prüfungsmethode; der Rollenabstand des Induktoriums vor und nach der Injektion der Präparate gibt bei gleichbleibender Wirkung zum Vergleich dienende Zahlen.

Von den Methoden an überlebenden Organen wird am häufigsten das Läwen-Trendelenburgsche Froschpräparat zum Nachweis vasokonstriktorischer Eigenschaften benutzt. Nach Eröffnung der Bauchhöhle eines enthaupteten Frosches und der Ausräumung der Eingeweide wird die Bauchhaut schürzenförmig nach unten geklappt; die Nierengefäße werden unterbunden und in die Bauchaorta und die Bauchvene je eine feine Glaskanüle eingeführt. Die erstere ist durch einen Gummischlauch mit einer hochstehenden Mariotteschen Flasche verbunden, von der aus Ringerlösung langsam das Präparat durchspült,

so daß aus der zweiten Kanüle in der Minute etwa 30—40 Tropfen
austreten. Die zu untersuchende Lösung wird in den Gummischlauch
injiziert, der die Arterienkanüle mit der Flasche verbindet. Gefäß-
verengernde Wirkungen werden durch Abnahme der Tropfenzahl an-
gezeigt, die durch Vermittelung eines Schreibhebels mit breiter End-
fläche auf einem Kymographion mit Zeitschreibung registriert werden
kann. — Zum Nachweis von Herzwirkungen wird vielfach das
Straubsche Präparat angewandt: in die rechte Vorkammer eines
isolierten Froschherzens wird eine feine Glaskanüle eingeführt, die
nach oben erweitert ist und mit Ringerlösung gefüllt wird. An der
Herzspitze ist eine feine Klammer eingehakt, die durch einen dünnen
Faden mit einem Schreibhebel verbunden ist, der wieder die einzelnen
Kontraktionen auf einem Kymographion aufzeichnet. An Stelle des
ganzen Herzens kann auch das Herzstreifenpräparat nach Loewe verwandt werden. — Das Herzplethysmogramm wird dadurch festgehalten,
daß man das lebende Herz eines künstlich respirierten Tieres in eine
halbkugelförmige Glasglocke einschließt, die durch eine Gummimembran
verschlossen ist; die Druckschwankungen der eingeschlossenen Luft
werden von dieser aus auf einen mit ihr verbundenen Schwimmer übertragen, der durch ein Hebelsystem wieder die Kurve auf einem Kymographion aufschreibt. — Der in körperwarmer Ringerlösung aufgehängte
Uterus oder ein einzelnes Horn eines Meerschweinchens mit einem
Schreibhebel verbunden, dient zum Nachweis der spezifischen Wirkungen
von Hypophysenpräparaten, die mit Histaminlösungen von bekanntem
Gehalt verglichen werden, wobei nach Trendelenburg und Borg-
mann der Extrakt von 1 g frischer Hinterlappensubstanz etwa 0,17 g
(0,018—0,42 g) Histamin entspricht. Ähnlich angeordnete Gefäßstreifen,
isolierte Darmstücke oder Froschmägen können die Beeinflussung der
glatten Muskulatur dieser Organe anzeigen.

Von serologischen Methoden wird das Abderhaldensche Ver-
fahren zum Nachweis von Abwehrfermenten angewandt, um bei veränderter Inkretion im Blute auf Fermente zu fahnden, welche auf die
erkrankten Drüsen eingestellt sind. In einem kleinen Dialysierschlauch,
der in ein Kölbchen mit destilliertem Wasser taucht, wird das zu
untersuchende Serum mit einem Stückchen einer bestimmten Drüse
gefüllt. Diese muß vorher so gut ausgewaschen und ausgekocht sein,
daß wässerige Abkochungen keine Ninhydrinreaktion (Blaufärbung mit
Triketohydrindenhydrat) mehr geben. Sind in dem Serum Fermente
enthalten, welche auf die betreffende Drüse eingestellt sind, so soll
diese abgebaut werden, ihr Eiweiß wird in tiefere, dialysable Gruppen
aufgesprengt, die durch die Hülse hindurch in die Außenflüssigkeit
diffundieren und hier nach 16—24 Stunden durch die Blaufärbung
beim Kochen mit einer verdünnten Ninhydrinlösung in bestimmten
Konzentrationen nachgewiesen werden können. — Eiger wies Inkrete der
Schilddrüse im Froschgefäßpräparat dadurch nach, daß Serum von Ratten,
die mit normalen oder Basedow-Schilddrüsen gefüttert waren, unter-
schwellige Adrenalinmengen bis zu starker Gefäßverengerung verstärkten.

XIII. Die Wechselwirkungen der inkretorischen Drüsen.

Wir haben bis jetzt die Einflüsse der Inneren Sekretion auf die physiologischen Funktionen des Körpers besprochen, die Abhängigkeit des Blutkreislaufes, der Atmung, des gesamten Stoffwechsels, der Formbildung und der Triebe von der Wirkung der zum Teil noch hypothetischen Inkrete. — Daneben hat man nun noch versucht, die gegenseitige Abhängigkeit der einzelnen endokrinen Drüsen voneinander aufzuklären. Man nahm an, daß sie untereinander wieder einen geschlossenen Ring bildeten, dadurch, daß die einzelnen Drüsen sich gegenseitig in ihrer Wirkung hemmen oder fördern sollten; aus diesen Anschauungen heraus entsprang das oft angeführte Schema von Falta, Eppinger, Rudinger und Heß, das von Aschner unter Hinzufügung der Hypophyse und der Ovarien noch erweitert wurde.

Die antagonistischen und fördernden Wirkungen der Inkrete zweier verschiedener Drüsen auf das Erfolgsorgan, z. B. des Adrenalins und Hypophysins auf die Niere, der Hypophyse und der Thymus auf das Skelett, haben wir schon an vielen Beispielen kennen gelernt. — Aus dem erwähnten Schema der gegenseitigen Abhängigkeit der Drüsen untereinander geht aber hervor, daß z. B. nach dem Ausfall der Hypophyse die Inkretion der Ovarien zunehmen müsse und umgekehrt. Die Arbeiten der letzten Jahre haben aber dieses gegenseitige Abhängigkeitsverhältnis, das sich durch vermehrte oder verminderte Inkretion, durch Vergrößerung oder Verkleinerung der einzelnen Drüsen äußern muß, nur für ein Paar nachgewiesen, für Hypophyse und Schilddrüse, deren Wechselwirkung in dem obigen Schema noch nicht berücksichtigt·worden ist. — Entfernt man Hunden oder Kaninchen die Thyreoidea, so findet man nach einiger Zeit bei der Sektion eine bedeutende Vergrößerung der Hypophyse und zwar des Vorderlappens, während die der pars intermedia bei Katzen nur nach Entfernung der vier Epithelkörperchen eintreten soll. Verfüttert man dagegen an die operierten Tiere Schilddrüsensubstanz, so tritt diese Gewichtszunahme nicht ein; umgekehrt findet man auch bei angeborener Vergrößerung der Thyreoidea Atrophie der Hypophyse (Livington, Degener).

mg Hypophysengewicht pro kg Körpergewicht:

| | Verfütterung von Schilddrüsen | | Keine Drüsen verfüttert | |
	Kontrolle	operiert	Kontrolle	operiert
Männchen	12,81	13,26	10,79	23,43
Weibchen	14,56	14,72	13,90	14,80

Auch die Zahl der Todesfälle nach Entfernung der Thyreoidea nimmt nach Verfütterung von Hypophysenvorderlappen von 42,8% bis 10,9% ab, ein weiterer Beweis dafür, daß beide Drüsen einander ersetzen können (Larson).

Eine andere Wechselbeziehung des Aschnerschen Schemas zwischen Hypophyse und Ovar wird durch die experimentellen Befunde widerlegt: Nach der Kastration nimmt zwar die Hypophyse von weiblichen Kaninchen im Durchschnitt von 13 mg pro Kilogramm Körpergewicht auf 16,5 mg zu (bei Männchen nicht verändert), aber umgekehrt bedingt die Exstirpation der Hypophyse hochgradigen Schwund der Keimdrüse, ihre Funktionsverminderung oder -ausfall, das Krankheitsbild der Dystrophia adiposo-genitalis anstatt der zu erwartenden Hypertrophie.

Das grundlegende Experiment für die Annahme der fördernden gegenseitigen Beeinflussung von Hypophyse und chromaffinem System ist die Steigerung der Adrenalinwirkung durch vorangehende Injektionen von Hypophysenextrakt. Der letztere soll aber, nach Börner, bewirken, daß die Umlaufszeit des Blutes durch die Abnahme der Herzkontraktionen und die Verringerung des Schlagvolumens verlängert wird; diese Störung bedingt, daß das in einer bestimmten Zeit von den Nebennieren sezernierte und an das Blut abgegebene Adrenalin von einem zwei- bis dreimal kleinerem Blutquantum aufgenommen wird als wie bei normalen Kreislaufverhältnissen, so daß die Konzentration im Blute und damit die Anreicherungsmöglichkeit in den Erfolgsorganen gesteigert wird. Diese mechanische Erklärung gegenüber der Annahme einer direkten gegenseitigen Beeinflussung widerspricht auch nicht unserer früheren Annahme von einem Antagonismus zwischen Hypophyse und Nebenniere bei der Glukosurie, da ja dieser Gegensatz sich nur auf die Funktionen der Niere erstreckt, ohne daß die beiden Blutdrüsen sich selbst in ihrer Sekretion hemmen. — Der Klärung bedarf noch die Frage, ob zwischen Keimdrüsen und Thyreoidea ein gegenseitiges Abhängigkeitsverhältnis besteht; zwar sahen wir während der Schwangerschaft eine Vergrößerung der Schilddrüse eintreten, aber während dieses Vorganges ist nur die Ovulation gehemmt, während die Tätigkeit der innersekretorischen Drüse gesteigert ist; umgekehrt bedingt der Ausfall aber nicht die nach dem Schema theoretisch zu fordernde vermehrte Inkretion der Ovarien, sondern im Gegenteil ihre Atrophie mit allen ihren bekannten Störungen,

Eine andere hemmende Wechselwirkung soll zwischen Pankreas und chromaffinem System bestehen; wir haben schon oben als Beispiel hierfür angeführt, daß nach der Entfernung der Bauchspeicheldrüse Glukosurie eintritt, und daß nach dieser Operation die Pupillenerweiterung bei Adrenalineinträufelung stärker ist als beim normalen Tiere. Wir können uns die erste Folge der gesteigerten Adrenalinwirkung aber schon dadurch erklären, daß wir annehmen, daß das glykogenbildende Ferment, das sonst vom Pankreas abgegeben wird, fortfällt und damit die Glukose nicht mehr in der Leber aufgespeichert, sondern direkt in das Blut ausgeschwemmt wird. Gegen einen physiologischen Antagonismus spricht auch, daß nach der Pankreasentfernung keine dauernde Mydriasis eintritt; die Ausfallserscheinungen könnten als eine allgemein gesteigerte Erregbarkeit als Folge des gestörten Stoffwechsels gedeutet werden, so daß jetzt das eingeträufelte Adrenalin stärker erschlaffend auf den Schließmuskel des Sphincter pupillae wirkt als beim normalen Tiere (Joseph). Falls eine direkte hemmende Wirkung des Pankreas auf die Nebenniere bestände, müßte auch nach seiner Entfernung die Adrenalinsekretion gesteigert sein; Nebennieren von pankreaslosen Hunden enthalten aber nicht mehr Adrenalin als die Kontrollen (Gley), und auch im histologischen Bilde ist keine vermehrte Zelltätigkeit nachweisbar (Bayer). Der umgekehrte Weg, Exstirpation der Nebennieren, kann nicht zur Prüfung benutzt werden, da die Versuchstiere nach kurzer Zeit sterben. — Die Tatsache, daß der Pankreasdiabetes nach der Entfernung der Schilddrüse verschwindet, hat zu der Hypothese geführt, daß physiologischerweise ein Antagonismus zwischen beiden Drüsen bestehen müsse und zwar auf dem Umwege über die Nebennieren, so daß nach Fortfall der Bauchspeicheldrüse durch Anregung der Schilddrüse die Adrenalinerzeugung vermehrt sein solle; es ist aber nicht gelungen, durch Injektionen von Schilddrüsenextrakten den Adrenalingehalt der Nebennierenvenen zu erhöhen. — Eine Erklärung für das Aufhören der Glukosurie nach Schilddrüsenexstirpation findet man in dem allgemein herabgesetzten Stoffwechsel, in der verzögerten Resorption der Kohlehydrate vom Darm aus, in der herabgesetzten Erregbarkeit des Sympathikus und gleichzeitig in dem jetzt überwiegenden Einfluß der Hypophyse auf die Nierensekretion (vgl. S. 52).

Alle diese Beispiele zeigen uns, wie wenig es begründet ist, von einem gesetzmäßigen Zusammenhang zweier einzelner Blutdrüsen untereinander zu sprechen, und wie wenig es berechtigt ist, hierfür ein starres, verallgemeinerndes Schema aufzustellen. — Der hemmende oder fördernde Einfluß einer Summe von Inkreten auf eine physiologische Funktion wird stets von den Lebensvorgängen und dem Organ abhängen, auf die sich dieser Einfluß erstreckt. Wenn man die Wechselwirkungen der inkretorischen Drüsen aufeinander schematisch darstellen will, so kann dies immer nur in bezug auf eine physiologische Funktion erfolgen, wie wir es in einzelnen Beispielen versucht haben (vgl. S. 26, 52, 77 und 78).

XIV. Innere Sekretion und Nervensystem.

Die immer mehr zunehmende Verbreitung der Lehre von der inneren Sekretion birgt die Gefahr in sich, daß die alten Anschauungen Pflügers oder Cuviers, die Regelung des Lebensablaufes erfolge nur durch nervöse Impulse, in das andere Extrem verkehrt wird, in die Hypothese, daß die Inkretion alle Lebensvorgänge beherrsche, und daß das gesamte Nervensystem ihr untergeordnet sei. Dieser einseitigen Auffassung widersprechen die verschiedensten Befunde über die Anregung der Sekretion der inkretorischen Drüsen auf nervösem Wege. Reizung des Halssympathikus oder der Schilddrüsennerven führt z. B. zur Jodabgabe auf der gereizten Seite (Rahe, Watts). Gehirnläsionen haben anatomischen und funktionellen Hypothyreoidismus zur Folge, so daß Ceni im Vorderhirn der Wirbeltiere funktionshemmende, tophische und zirkulationsregulierende Zentren für die Schild-

drüse annimmt. — Durchtrennung der Nebennierennerven vermindert die
Adrenalinbildung und führt zur Atrophie (Stewart), während umgekehrt
die Reizung des peripheren Stumpfes des in der Brusthöhle durchschnit-
tenen Nervus sympathicus vermehrte Adrenalinabsonderung bedingt;
ferner soll reflektorisch durch Reizung des Nervus depressor die Adrenalinerzeugung vermindert werden, auch wenn sie vorher künstlich durch
Reizung peripherer Nerven gesteigert war (Richards und Wood). — Die
Erregung des sympathischen Nervensystems durch Alkaloide, wie kleine
Dosen von Nikotin und Pilokarpin steigern ebenfalls die Nebenniereninkretion, so daß nach ihrer operativen Entfernung oder Unterbindung
der ausführenden Venen bestimmte auf diese Alkaloide eintretende
Reaktionen, wie z. B. Pupillenerweiterung am ganglienfreien Katzen-
auge nicht mehr eintreten (Cannon und Brieger). — Auch von bestimmten Gehirnzentren aus kann die Inkretion angeregt werden. Die
Wirkungen des Zuckerstiches mit Verletzung des vierten Ventrikels
haben wir schon besprochen; dieselben Erfolge erhält man bei elektrischer Reizung der Gehirnoberfläche. Elliot verlegt das Zentrum für
die Regelung der Nebenniereninkretion in die Medulla oblongata, in
die Nachbarschaft des Vasomotorenzentrums, da nach der Erregung
des letzteren der Adrenalingehalt durch vermehrte Abgabe stark vermindert war. Nach Popielski soll diese Beobachtung nur für eine
vermehrte Ausscheidung des Adrenalins als Folge der veränderten
Blutzirkulation sprechen; doch beweist der histologische Befund der
Nebennieren nach Splanchnikusreizung, Abnahme der chromaffinen
Granula, das Vorhandensein solcher sekretorischen Fasern. — Auf eine
Beeinflussung der Nebenniereninkretion auf psychischem Wege schlossen
Cannon und de la Paz aus ihren Versuchen an Katzen, die durch
Anbellen von Hunden in hochgradige Erregung versetzt wurden,
worauf der Adrenalingehalt der Nebennierenvenen vermehrt war.
(Nachweis durch Tonusveränderungen an isolierten Darmstücken.) Sie
versuchten auch die beim Menschen nach psychischen Erregungen beobachteten gesteigerten Erregungszustände des sympathischen Nervensystems, wie Pupillenerweiterung, Steigerung des Blutdruckes mit Puls-
beschleunigung, Hemmung der Peristaltik usw., durch vermehrte
Adrenalininkretion zu erklären. — Hopkins kam bei seinen Versuchstieren zu denselben Ergebnissen nach psychischen Erregungen
und Schmerzauslösungen an peripheren Nerven.

Ebenso kann die Pankreasinkretion auf nervösem Wege geregelt werden; Reizung des Nervus vagus bedingt Abnahme des Blutzuckers, die so
schnell eintritt, daß die schon erwähnte Hypothese gerechtfertigt ist, daß
nicht nur die Glykogenbildung durch ein Inkret der Langerhansschen
Inseln angeregt wird, sondern daß auch gleichzeitig der Zuckerabbau
in den Geweben und im Blute gesteigert sein muß (de Corral).

Noch ungeklärt sind die Beziehungen des Nervensystems zu den
Keimdrüsen. Trotz der einwandfreien Ergebnisse der Transplantationsversuche und der Behandlung kastrierter Tiere mit Ovarienextrakten
wird immer wieder der Versuch unternommen, die periodischen Er-

scheinungen der Brunst und Menstruation durch wellenförmige Erregungen zu erklären, die vom Zentralnervensystem ausgehen, und die der Anlaß zum Reifen des Graafschen Follikel und seinen weiteren Folgen sein sollen, im Gegensatz zu der Born-Fraenkelschen Theorie, daß „dem Uterus in zyklischer Weise Ernährungsimpulse durch das Corpus luteum zugeführt werden, welche eine periodisch sich regenerierende Drüse mit innerer Sekretion ist, die beim Menschen alle vier Wochen, beim Tier in entsprechenden Intervallen neugebildet wird". Die Stütze für die erstere Anschauung ist die schon in einem früheren Abschnitte erwähnte Erscheinung, daß auch nach der Kastration beim Manne noch Libido besteht und bei der Frau die Molimina menstrualia mit periodischen Blutungen aus Darm und Nase noch längere Zeit nach der Entfernung der Eierstöcke in etwa 12 % bestehen bleiben. — Erfolgt aber die Kastration vor der Pubertät, so tritt beim Menschen keine Libido und bei Tieren keine Brunst ein, ein Beweis dafür, daß die Reifung der Keimdrüse und die durch ihre Inkrete bedingte Erotisierung bestimmter Gehirnzentren immer der erste Anstoß für die periodischen Erscheinungen gewesen sind. Zur Erklärung des Fortbestehens auch nach dem Ausfall der erregenden Inkrete kann man „Engramme" im Sinne Semons annehmen, wie wir es bereits versuchten (S. 117) oder sich durch die Vorstellung von „gebahnent Funktionen" Vergleichsmöglichkeiten mit anderen nervösen Vorgängen schaffen — zu einer restlosen Aufklärung der Abhängigkeitsbeziehungen zwischen Gehirn und Keimdrüsen werden wir dadurch nicht gelangen.

Ebenso schwer ist die Frage zu entscheiden, ob die Inkrete der Hypophyse direkt die Gehirnzentren beeinflussen oder auf dem Wege über die Blutbahnen sogleich zu den Zellen gelangen. Aschner nimmt ein „Eingeweidezentrum" am Boden des dritten Ventrikels an, von dem sensible, sympathische und Vagusbahnen ausgehen, und dessen elektrische Reizung Kontraktionen des schwangeren Uterus, des Mastdarms und der Blase erzeugt. Die Hypophysenhormone sollen mit der Lymphe durch den Zwischenlappen, den Hinterlappen und die Hypophysenhöhle in den Boden des dritten Ventrikels gelangen und so dieses Zentrum beeinflussen. — Andererseits weisen aber auch die Versuche an überlebenden Organen darauf hin, daß Hypophysin die glatte Muskulatur des Uterus und der Gefäße direkt beeinflussen kann, also auch im lebenden Körper als echtes Hormon auf dem Wege über Blut- und Lymphbahnen an den Zellen direkt anzugreifen vermag.

Alle diese Beispiele müssen uns davor warnen, den „consensus partium" nur unter dem Gesichtspunkte der einseitigen Fragestellung zu erforschen: „nervöse oder chemische Korrelation?" Beide sind möglich; das Nervensystem beherrscht neben den anderen Organen des Körpers auch die Blutdrüsen; umgekehrt können aber auch die Inkrete seine peripheren Endorgane und seine Zentren wieder beeinflussen und durch direkte Erregung der Körperzellen dieselben Funktionsveränderungen hervorrufen wie die nervösen Reize. Nicht durch einseitiges Schematisieren wird man die

Geheimnisse des Lebens erforschen können, sondern dadurch, daß man
Rücksicht nimmt auf die unendliche Mannigfaltigkeit der Beziehungen
zwischen den einzelnen Lebensäußerungen. — Die innere Sekretion ist
nicht die alles überragende Beherrscherin, sondern ein dem Gehirn und
dem autonomen Nervensystem gleichwertiger Regler des Lebensablaufes.

Durch die Forschungsergebnisse der letzten 30 Jahre ist damit
die 1891 von Brown-Séquard ausgesprochene Vermutung zur Ge-
wißheit geworden:

„Les sécrétions internes, soit par une influence favorable directe,
soit en empêchant des actions nuisibles de se produire, semblent être
d'une grande utilité pour maintenir l'état normal dans l'organisme" —
daß „die innere Sekretion, sei es nun durch eine fördernde direkte
Beeinflussung, sei es durch Hemmung schädlicher Reize, von großem
Nutzen für die Aufrechterhaltung des normalen Gleichgewichts des
lebenden Körpers zu sein scheint".

Sachverzeichnis.